区结成 —— 著

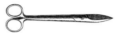

医院的故事

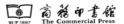
商务印书馆
The Commercial Press

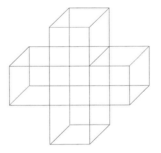

目录

序一

专业医护人员与其他专业人士一样，通常对自己所属专业的起源和历史发展均有相当认识。有心人更会多花时间、精力，溯本求源。

医生、护士一生皆在医院工作，但会深入了解当中演变的人却不多。区医生这本著作正正告诉我们现代医院的诞生历程。

本书生动而且详细地把医院演变过程中错综复杂的各种元素娓娓道来：历史时空的演进（远至公元前）、社会结构的变化、宗教的影响、人类的冲突与时代的变革、卫生危机和重大疫情，以及先贤追求创新和医学突破的热情，实在引人入胜。

但本书内容并不局限于医院。书中描述医生往富裕病人家中出诊问症、床边医学兴起、护理专业的重要性，以及其中变迁发展的细节，亦为作品生色不少。

作者细说源自欧洲，并伸延至北美洲的主要医学事件，亦详尽介绍了中国香港的西方医学发展及其对医院的殷切需求。

在讨论中国香港未来医院发展时，作者提出了值得关注的问题，如医院规模、科技如何推动医院发展，以及医院感染控制。

我相信非医学界的朋友和病人都会对这本书有兴趣。

作者叙事不但让读者易于掌握事件的历史排序，亦会描述细节，增加大家对医院有更全面的了解。这或许与作者观察入微的性格有关。我与区医生于医院管理局总办事处共事，他担任质素及安全总监。区医生的洞察力给我留下深刻印象，他总能透过事物表象，例如一些危机，全盘思考一般人往往忽视的重要细节。

我十分享受细阅此书，衷心相信其他读者亦会同享此乐。

梁智仁教授

医院管理局主席

Foreword

Healthcare professionals, like professionals in other subjects, are usually knowledgeable about the origin and developmental history of their own disciplines. The more curious ones will spend extra effort and time to trace the details up to ancient times.

Few doctors or nurses will have a deeper understanding and appreciation of the evolution of the 'place' where they will spend their whole working life. The evolution of how the present-day hospitals come into being forms the major theme of this book.

The interest and excitement to the potential reader are the vivid and lengthy descriptions of the intricate relationships between the evolution of hospitals to time (dating back to B. C.), to changes in societal structure, to the power and influence of religions, to major milestones in human conflict (revolutions), to health crises (major epidemics) and to pivotal people pursuing original ideas and making medical discoveries.

But it is not just about hospitals. The description of the existence of doctors treating well-off patients at the patients' homes, the rise of the concept of bedside treatment, and the importance of the role of the nursing professionals, as well as how these changes unfold throughout the centuries also make for interesting reading.

Whilst enlightening the potential reader on the significant happenings that began in Europe, later spreading to North America, the author has also described in some detail about the development of western medicine and the inseparable need for hospitals in Hong Kong, China.

In discussing the future of hospitals locally, the author has drawn our attention to critical issues such as the size of hospitals, the place of technology in driving how hospitals are set up, and the problem of hospital infection.

I believe that people whose careers are unrelated to healthcare, as well as patients, will also find this book attractive to read.

Whilst giving the potential reader an easy grasp of the chronology of the issues, the author has included areas of details that heighten the readers' conceptual understanding and appreciation. This is perhaps related to the personality of the author. Having worked with him within the Hong Kong Hospital Authority system during his tenure as Director (Quality and Safety) in the Head Office, I am impressed by his ability to look beyond the obvious but superficial aspects of a problem, such as a risk, to think and consider other important details that many others overlook.

I have thoroughly enjoyed browsing through the book, and reading some parts in detail. I know other readers will likewise enjoy.

Professor John C Y Leong

Chairman, Hospital Authority

序二

本来以为，用一星期时间，读完初稿，就可以动笔替区医生这新作《医院的故事》写"前言"。怎知道，一读之下，爱不释手，一天之内，已经读完百多页。

原因可能是：

一、本书大部分在说故事，人物性格鲜明。

二、非人物部分，则融会贯通了历史、文化、科学、医学、人文等等。宏观、微观兼备。

三、虽然学术性高，但亦不乏轻松的片段。如奥斯勒试尿，就令人哈哈大笑。

四、书中描述一些旧时医院的面貌，例如南丁格尔时代的病房设计，就如 20 世纪 60 年代玛丽医院的一样，引起我不少美丽的回忆。

五、书中的图表，及其中的关键字，可以作为总结，甚至是考试的材料。

近年，香港大学医学院，趁着"三三四"大学改制，引入"医学人文"一科。"医学历史"是五大项目之一。区医生这本书，将会是医护学生的一本好的参考书。中学生如想入医学院，亦常被问及医学历史，也应该读读本书。

不过，也有一些地方，我希望区医生会多写一点。例如，香港医院的发展情况。可能，区医生身居医管局高层，不适宜多讲。但是，今年底，区医生将会退休，可能在本书第二版时，多加一章节，谈谈香港的情况。

另外，以区医生的宏观视野，当可窥见到医院将来的发展。可否又多加一章呢？

又或者，待本书出版之后，区医生及出版社可以举办座谈会。到时，我会提出以上的问题，希望得到区医生的回应。

周肇平教授
前香港大学医学院院长

序三 _____

区结成医生是个有心人。

有些医生行医是为了想在很短时间内赚很多钱。还好，有些医生行医是真的为了想"悬壶济世"。

一个人最需要照顾的时候是孩提时期，没有人照顾的话，根本不可能生存下去。另外一个最需要人照顾的时候是我们的晚年，没有人照顾的话，几乎可以说是"不得善终"。区医生大半生的职业生涯就是在医院中照顾病人的晚年，以及伤残者的康复。

年前有一部瑞典电影叫 *A One-way to Antibes*。戏中年迈的男主角被子女苦苦紧逼，要他卖掉祖屋好让他们可以分身家。他气不过来，终于说出以下这句说话。他说："我一向以为人生最大的悲剧是得不到父母的爱。我现在才知道人生最大的悲剧是晚年没有孝顺的儿女。"

笔名区闻海的区结成医生选择的专科是老人科。一个很有做人经验的朋友曾经对我说："办幼儿园很赚钱，没有父母会吝啬一个月几千元或甚至一万多元的学费。但办老人院有时却会赔本，因为拖欠甚至不交钱的不孝子女为数相当多。"于是，想赚钱的医生自然不会选择老人科。

英文潮语中，有 cool 这个常用词，一般沿用的中文翻译是"酷"。

区医生就是我认识的 cool 人，我印象中他永远是那么冷静，永远是那么"从容不迫"，不但从不见他发脾气，连大声说话也没有。

这才是真正所谓的"酷"。但据闻他在日常工作会议中，有时也会据理力争，擦出一些火花。假如是原则性问题，相信自也难免。

区医生从美国著名的布朗大学（Brown University）学成归来就径自加入了香港的公共医院服务，相信从来没有考虑过其他选择。20多年后，区医生从临床退下了，当上医管局人事部的主管，然后又主管医管局的服务质素及安全管理。

这两个职位不但责任重大，而且每天面对的棘手问题不少，区医生出任此职，真是深庆得人。他做事考虑周详、不偏不倚的态度，正正是出任高职的人所必须具备的首要条件。

区医生退休前，原来一直想还他多年来的心愿——完成这本《医院的故事》。

基本上，这是一本关于医院的故事，它介绍的是现代医学的奠基人物，尤其是和医院发展很有关系的奠基人物。人类的光辉，人类的进步历程，在区医生笔下让我们看到其脉络与师承，弥足珍贵，也发人深省。嘉约翰（Dr. John Kerr）医生与广州南华医学堂的故事尤其值得记录，假若不是看了这本书，我根本不知道有这样一个伟大无私的人物。

"承先启后"不是应该轻易讲的话。区结成医生这本书可真的做到了。可喜可贺！

詹德隆

前 言 _____

十二年后

若是不算上以笔名"区闻海"写作的专栏散文集，我上一本书《当中医遇上西医：历史与省思》是在 2002 年动笔，2003 年 SARS 瘟疫中完成初稿的。那是独自思考、向小众说话的一本书，没想到 2004 年出版后，有点热闹；然后在内地出简体字版，更意外地获颁书奖。热闹过去了，忽然有韩国学者来接洽，把书翻译成我看不懂的韩文。那本书的生命力让我感奇怪。

回归安静之后，有朋友问："下一本书写什么？"

"不一定有下一本的啊！"我说。不是没有想过下一本，意念也不只一个，十多年下来，却没有能成功孕育的。我不是职业作家，写散文容易，写书就是勉强不来。这期间因缘际会，我的工作转换了几次，先从老人和康复的临床工作转向管理；管过医院，上了总部统管人事；又再转到管理病人服务质素及安全的岗位。不知是否经历了不同岗位之故，像在山中居住和旅行，我愈来愈想说"医院"的故事。

然后有一天（2015 年 2 月 4 日），清早 8 时左右，一个意念晶莹地出现。此刻的情景在网志记下：

　　周三（2015 年 2 月 4 日）有个很早的会议，下意识提早起床，早上加早，车子到了第一站（这是家人 car pooling 顺风车环保安排），有五分钟等候时间。停车熄了匙，按下车窗，微寒的清早空气在耳鬓流过，一个晨运人在前方的草坡放狗，那一刻忽然想到心目中想写的一本书可以是怎样成形。

像这样忽然而来的念头，不多但也不罕有。一般说是灵感，我觉得更似一种清明状态，拨开云雾。有了念头，最后是否有结果，几率只是一半，因为不是超级自律的性格。若然等到退休动笔，也不知到时的状态。

"区闻海小记"（http://aumanhoi.blogspot.com）

从这一天起寻找资料，晚上阅读做笔记，到四月下旬，意念仿佛自行生长。相隔十二年，又"怀孕"了。

第一章

初衷

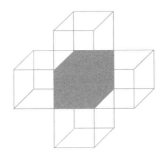

换了是十年前的我动笔，这本书会力求结构严谨、首尾兼顾。但今天的我心情比较随意，而且一本从头到尾紧凑结实的书，怕会赶跑一些长期阅读我的短小文章的读者，也包括家人亲友，和一些在不同年代的同事。写成一本书当然特别希望他们会看，而且不要读得太费劲。

另一方面，这书的题材却也不是轻松的趣味故事。医院在历史的时空，其中的人物和故事，都是有生命的，他们不单曾经活着，到今天依然留下印记。我自己就在资料搜集时多次若有所悟，蓦然见到今日的医院世界从何而来。

我选取了像笔记的写法。一章之内，或是篇章之间，不同的条目也可以前后对照着阅读，就像走不同的山径也能行遍山头。

中心思想

一篇文章，一本书，是不是应该都有"中心思想"？一个故事也有 the moral of the story（这个故事教训我们）。要我点题讲清楚这本书的中心思想，就像是一个苦恼的中学老师，费劲地向苦恼的学生讲解难明的课文主旨。

我心中的 moral of the story 可能是这样子的："无论如何，现代医疗服务铁定是以医院为基地的。在可见的将来，医院的面貌变化是由科技新知主导。有科技新知才有谓进步。不过，现代医院愈是先进，诊治的手段愈层出不穷，医院却会变成病者和家人的可怕经历和负担。"

几百年间不同时空的医院故事，提醒我们，现代医院要设法保存医疗的初衷。

这不是什么原创观点！所谓医学人文，所谓医学伦理，自从20世纪甚至更早，很多学者和医护人员已经思考过，也论说过。有心人在医学教育和医院体制内努力推动"以病人为本"的治疗，期望补救"以科技为先"的现代医疗的不足。这些努力跟科技的力量差距甚大，有时变成轻快的口号和无伤大雅的点缀。这样一本书也只是注入大江的一道小溪中的一叶扁舟，它能承载的道德教训是很微弱的，负载太多的话，小舟恐怕会翻沉。

医院初衷

2012年4月，我从《明报》副刊专栏告退，以自由身写网志，自得其乐，也在酝酿一个较长篇的写作计划（就是这本书的前身）。5月，我接受《明周》编辑邀约，写一系列有主题的文章。那时我在想着关于"医院在未来将会是什么面貌"的一些问题，就以"未来的医院"为题。这个题目来自一本买错了的书，

Eli Ginzberg 的 *Tomorrow's Hospital*，十多年前从网上邮购的。

在"未来的医院"系列的开始，我问："德兰修女有医院吗？"

德兰修女（Teresa of Calcutta, 1910—1997，或称真福加尔各答的德蕾莎）一生服务"穷苦中的至苦者"，故事在网上很容易读到。她于 1952 年在印度加尔各答设立第一间穷苦垂死者的收容所，缘起是属偶然，但其后陆续建立的"仁爱之家"，至 1996 年已有数千所遍布全球就非偶然。1979 年，她获颁诺贝尔和平奖。她逝世后，印度为这个阿尔巴尼亚人举行国葬。

德兰修女的收容所是医院吗？好像是，却又不似。收容所有病床，很可能也有医生、护士、义工工作，为什么它不算是"医院"呢？

当初德兰修女坚持脱离修道会做自由修女，获教宗许可后，放下修道会中学的校长一职，去接受医疗训练，准备加入当地医院工作。一天，她在路上见到一个破布裹脚、伤口里全是蛆虫的老妇，也不知是死是活。她把老妇送到医院，医院却不想收这一类并非急症亦无力付费的病人。再三恳求下，也只肯收容几天。

医生提示德兰修女到市卫生课求助。课长有善心，破例给德兰修女免费使用一座寺庙后面的地方，收容无家可归的病人。这样一个场所，连合规格的护理院也不是，它当然不算医院。然而，在普通人心中，医院的初衷就是这样的吧？

亲疏有别

理想中的医院是为医治和照顾所有人而设的，不问种族、阶级、信仰。这看似不言而喻的道德原则，并非自古已然。

罗马帝国善于建设制度，最先有像样的病院，称为 valetudinarium（拉丁文 valetudin 意思是"健康状态"），那是罗马帝国第一代皇帝奥古斯都（Augustus, 63B. C.—14A. D.）为建立 40 万人的庞大军队，要有病院照顾伤病士兵，不是用来医治普通百姓的。后来容许贵族与地主仿效，在各地自设 valetudinarium，目的很实际——为奴隶医治伤病，因为需要他们劳动生产。

在圣经里，耶稣治病是神迹，他以博爱施治，不分犹太人或异教徒（gentiles），却也是一种反传统的精神。耶稣的门徒也承继了救助贫病者的博爱传统，但并未有开设"医院"的概念与条件。天主教会兴起之后，一些修道院设有病院（monastic infirmary），除了服务院内的僧侣，也施惠给从异地到来的僧侣。这不再是出于功利，比 valetudinarium 进了一步，但仍不是向普通平民百姓开放。

耶稣死后三百年，君士坦丁一世（Constantinus I Magnus, 272—337A. D.）成为拜占庭帝国（Byzantine Empire）的大帝。在他统治下，建设医治平民的 nosokomeion，被视为后世的医院的雏形。君士坦丁一世尊崇基督教，基督徒医治贫民的传统得以建制化。

Nosokomeion 与现代医学用词 nosocomial 同源，意思是"与医院服务相关的"，例如源于住院的感染，称为 nosocomial infection。

人类文明又多走几百年，至 651 年，Saint Landry 在巴黎创立主宫医院（Hôtel-Dieu），发展下去，法国各地大城镇也设立类似的医疗所，有大有小，互相并不从属。这本是天主教国家，任何修士或修院主理的医院也可以叫作 Hôtel-Dieu，这是"天主之居所"的意思。关于 Hôtel-Dieu，后面再谈。

善待外来人

拜占庭帝国首都君士坦丁堡设置的院舍有两类，Nosoko-meion 治疗有伤病的人；另一类不是治病的，专为收容穷困失所的人，称为 xenodocheion。

Xeno- 是"外来"、"异族"的意思。Xenophobia 是排外、仇外。在医学用语，xenograft 是"异种移植"。与自体移植不同，来自异种的器官组织会引发排斥现象。

如果把人类社会看作一个生命体，排斥外人也是"自然"现象了？中国政治文化就有"非我族类，其心必异"的观点。固然，"有容乃大"也是中国的政治理想，但在历史与现实中皆属罕有。

Xenodocheion 是拉丁语，今天英语有 xenodochial 一词，是"善待外人"的意思。

早年我曾在苏格兰受培训，其中两星期到爱丁堡皇家病院（Royal Infirmary of Edinburgh）跟巡房。那时我不明白，为何赫赫有名的教学医院要叫作 infirmary 而不是 hospital。在香港，公立医院设有 infirmary 单位，称为"护养病房"，专门服务那些护理安老院照顾不来的长期病人。Infirmary 好像很"低层次"啊？原来 Infirmary 在历史的由来，就是强调医治病患，不问背景。1729 年在苏格兰创立的爱丁堡皇家病院是第一所（也很可能是全英国）不问病人背景也肯收容的大学医院。

愿意照顾陌生人，这也是医院的初衷。美国医院史学者 Charles E. Rosenberg 有一本畅销名著，写美国医院的历史起源，书名我特别喜欢，就名为 *The Care of Strangers*。

这种精神不容易维持！不说贫富悬殊的美国医疗，即使在中国香港，公立医院服务极为重视"平等性"（equity），但当资源紧绌，亲疏有别的思维也会浮现。

香港最宽待外来人的时期，一个在 20 世纪 50 年代初，避难

的内地人大量涌至，那是我父母的一代；其次在 1975 年，越南
船民渡海而来。玛嘉烈医院在这一年 5 月提早启用，为难民检疫。
宽待船民几年后，压力渐增，社会对这些外来人的态度也日益排
拒了。岭南大学罗淑敏著作 *The Invisible Citizens of Hong Kong:
Art and Stories of Vietnamese Boatpeople*[1]，记述了这一段历史。

注

1. Law, Sukman Sophia (罗淑敏). *The Invisible Citizens of Hong Kong: Art and Stories of Vietnamese Boatpeople*. Chinese University Press, 2014.

第二章

时空坐标，1911

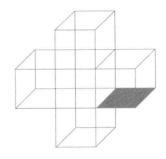

我需要借一些时空坐标来说医院故事。在近现代历史，1500年被视为分水岭。告别中世纪、经历启蒙运动时代、步入现代科学和俗世社会，大约是1500年前后起行的。

中世纪的医院主要是修道院附设的病院，上文提及法国各处城镇的Hôtel-Dieu属于这一类；至于18世纪创立的爱丁堡皇家病院，就可以视为世俗化的现代医院雏形。前者以宗教悲悯和谦卑侍奉天主的精神来照顾病人，后者信心满满地建设传承医学的殿堂，视为新时代文明的进步。

从1500年起客观缕述的话，会是一部现代医院发展史。李尚仁翻译克尔·瓦丁顿（Keir Waddington）的《欧洲医学五百年》三卷写五百年间欧洲医学以及广义的医疗世界，就从1500年算起。这套书很可读，其中的观点也影响了我写这本书的一些初步构思。

不过我想述说的医院时空故事是主观的，凭借自己认知上较为亲近的年份为坐标，我会由1911年说起，回溯至1789年，再写之前和之间的时代和人。

1789年是法国大革命，1911年是中国辛亥革命，两场革命同样推翻帝制皇朝，流血暴烈地建立人民的共和国。两个时代都见证激烈的社会变革，有人认为现代医院的诞生也是激烈的观念变革，其中代表者是法国一位左翼思想家米歇尔·福柯（Michel Foucault，1926—1984，或译傅柯）。他的理论令之后20年的学

者争议不休，更不缺乏崇拜者。他的观点晦涩，文笔难啃，不是
很好的餐前菜，留待后面才处理。

我的父亲

我的父亲是在 1911 年辛亥革命前的中秋节出生的。前一年，
被誉为"现代护理的创始者"（founder of modern nursing）的南
丁格尔（Florence Nightingale, 1820—1910）逝世，德兰修女出生。

父亲 40 岁前患上肺结核病。在 20 世纪 40 年代的乡下，那
是绝症。幸而治肺结核的第一代药物 Streptomycin 刚在 1947 年
推出，而且在广州有售，他及时得到诊治而幸存。30 多年后，在
香港，肺病复发，最初被延误诊断为肺气肿，在家用氧气筒照
顾，心肺衰竭至实在不行了，才让玛嘉烈医院收入病房，终于得
到确诊。主诊医生也不乐观，开始疗程后，把他转送到当时属香
港防痨会辖下的葛量洪医院疗养大半年，捡回性命。

也是 1911 年，东华慈善团体在九龙创立的广华医院落成启
用。它开幕后第二天，辛亥革命就推翻了清朝的统治。40 多年后，
广华医院让我父亲感激不已：盼望多年，天赐他一个儿子，补偿
在乡间失去的一个死于痢疾的孩子。我便是那个在广华医院出生
的儿子。

　　我出生时脚下头上，难产缺氧，养在"氧气箱"放在母亲病床尾。那是 20 世纪 50 年代，除了病房护士，监测难产婴的维生表征也靠产后的母亲。护士叮嘱母亲：你要时刻看着他有无异常，有异常立即按铃叫护士。如果忍不住要睡，就请邻床的产妇看守一会。

　　三间与父亲相关的医院各有历史渊源，类别分明：1957 年创立的葛量洪医院是香港防痨会（1948 年创立，后扩充为香港防痨、心脏及胸病协会）借镜英国传统民间防痨机构而设的；广华医院的母会东华慈善团体（后来注册为慈善机构东华三院）则是香港本土华人的中式慈善机构；1975 年启用的玛嘉烈医院是政府医院，日后是我接受老人科专科培训的医院。

　　广华医院是东华慈善团体兴办（政府亦有注资）的第二家医院。第一家是 1872 年创立的东华医院。东华医院起初纯粹提供中医服务，1894 年香港发生鼠疫后，在政府促请之下引入西医，而广华医院则从一开院就兼有中西医两种服务。

1911 之前，何启

　　辛亥革命改变了香港一个知名绅士何启爵士（1859—1914）的生命轨迹。在这之前，他是香港总督最亲信的华人绅士，在

1911 年之后, 这份独特的信任迅速瓦解。

何启是一个完全受英式教育的西医。他生于牧师家庭, 13 岁就留学英国, 23 岁前已取得医生、律师两个专业资格。他的妻子雅丽氏（Alice Walkden）是英国贵族家庭成员。何启在英国取得专业资格, 与雅丽氏结婚后随即回港。不幸地, 雅丽氏来港不到三年, 就死于伤寒。何启捐出妻子的遗产兴建医院以为纪念。雅丽氏利济医院（Alice Memorial Hospital）在 1887 年 2 月开业, 是香港第一家本地民间创办的西医医院。中文以"利济"命名, 与东华医院一样, 以济助贫病者为己任。

顺带一提, 香港第一家由政府创办的医院是政府公立医院（Government Civic Hospital, 俗称国家医院, 1848 年创立）, 在此以前成立的皇家海军医院（Royal Naval Hospital）只服务英军, 香港海员医院（The Hong Kong Seamen's Hospital）只服务海员。除了这两家医院, 香港第一家服务民众的医院是伦敦传道会在 1843 年设立的传道会医院。[1]

何启是虔诚教徒, 生于牧师家庭, 自己是伦敦会（伦敦传道会）的华人会友。雅丽氏利济医院是与伦敦会合资的, 也是交由伦敦传道会管理, 规定由传道会的医生任院长, 并设有院牧。

创立雅丽氏利济医院之后, 何启家族与相关的基金还兴办了三家医院：1893 年创立的那打素医院（The Nethersole Hospital）、1904 年创立的雅丽氏纪念产科医院（Alice Memorial Maternity Hospital）及 1906 年创立的何妙龄医院（Ho Miu Ling Hospital）。

何启是一个深具远见和有大魄力的人物。雅丽氏医院开业之前，何启就与朋友商议创办一所西式医校。1887 年 10 月 1 日，各界名流云集香港大会堂，代理总督金马伦将军宣布"香港西医书院"成立。这是香港乃至整个东亚的第一所西医书院，香港大学医学院的前身。

何启在西医书院担任教授，讲授法医学与生理学。孙中山是他的学生，他更是孙中山早年的思想启蒙者。1894 年 7 月孙中山上书李鸿章倡议君主立宪失败之后，决意推翻清政府，同年 11 月在檀香山发起成立第一个共和革命团体"兴中会"。次年 2 月成立了香港兴中会，筹备攻占广州为目标的反清武装起义。何启并不是兴中会会员，但参与广州起义的筹备工作，并负责起草武装起义的英文对外宣言。有人认为何启是充当着孙中山"幕后军师"的角色。[2]

何启是英式绅士，但亦曾任广华医院董事局主席。[3] 他倡议在油麻地兴建九龙地区第一家医院，这就是我在其中躺"氧气箱"的广华医院。

何启，1911 之后

港英政府对于这个体面时髦的英式绅士的中国民族感情不可能一无所知。何启在立法局连任四届议员期间，多次为保护华人的利益向港英政府说项。1884 年，香港工人举行拒绝修理在福州击沉了中国舰队的法国战舰，发起罢工，何启为这些罢工工人提供法律咨询。

或者在平衡香港本地稳定繁荣与华人群体利益之间，何启有时左右为难，但他对香港发展的宏图远见在辛亥革命之前仍深得政府重视。1907 年，卢押爵士（Sir Frederick Lugard，又译卢亚，1858—1945）出任香港总督。何启向他建言，主张合并已有的香港西医书院和香港工学院，增设香港文学院，实行三院制，从而兴办未来的香港大学。卢押对建议大为赞赏。"香港大学筹备委员会"在 1909 年成立，何启任助捐董事会主席，各界踊跃赞助。1910 年 3 月 16 日，香港大学宣布成立，香港西医书院正式成为香港大学医学院。

资深记者兼作家 Stuart Heaver 在《南华早报》发表的文章中，指出辛亥革命爆发后，香港受革命冲击，爱国主义热情膨胀，加上大量移民涌入香港，令社会不稳。港人普遍认为，一旦将满洲人从中原大地驱逐出去，下一个目标应该就是英国人。这

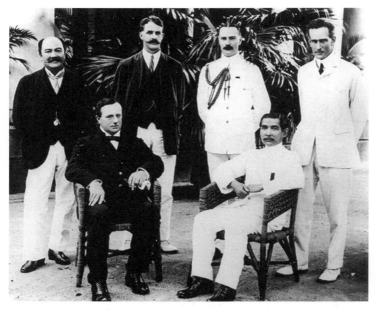

✚ 何启（后排左一）与孙中山（前排右）

一年，务实的港督卢押突被英国撤换，由强硬的辅政司长梅含理爵士（Sir Francis Henry May, 1860—1922）接任。与卢押相反，梅含理并不信赖香港华人，他在 1912 年上任不久后即遇刺，虽然行刺原因是出于私人恩怨，而当事人亦有惊无险，但他对华人猜忌之心更盛了。

同在 1912 年，何启受封为爵士，不再做律师，转而专注于公共事务和撰写政治评论，并热烈支持孙中山组建的新广东政府。当年港府禁止在公共车辆上使用中国货币，何启认为此举不智，必会激起民愤。结果就如他所料，市民发起了电车抵制行动。何启站在市民一方反对政策，因而开罪了梅含理。虽然后来何启主动乘坐电车，象征带头打破抵制，但梅含理怀疑是何启在幕后主使抵制行动，认为此举"微不足道，亦于事无补"。

在一份呈交给英国的密报中，梅含理写道："此前政府有所需要，还可以仰赖何启爵士提供的资讯和建议。然今时不同往日，若何启仍然留在香港，或在广东谋得差事，可能会给港府带来麻烦。"之后，梅含理设法终止了何启在立法局的任期，并公告何启因"健康问题"自愿辞职。[4]

何启在 1914 年 7 月 21 日猝逝。香港有很多街道以名人命名，却没有一条"何启街"纪念这个人物。多年后，何启与女婿区德支持兴建的机场命名为"启德"，他才留了一个名字在香港的地标建筑上。

像样的医生

2011 年，加拿大医学会学报（*Canadian Medical Association Journal*，CMAJ）庆祝创刊 100 周年。其中有一篇志记文章，引述加拿大医学历史学者迈克·布里斯（Michael Bliss）说道，"1911 年可能是一个普通人有病去看医生，得益多过受损害的第一个年头。"[5]

加拿大在 1911 年才有法例规定任何人行医执业必须领有医生执照。在之前的一个世纪，医生随意宣传业务，一些广告标题是这样子的："威廉士医生的粉红色药丸：专治面色苍白的病人。"

在美国，1910 年，美国医学会经 Carnegie 基金委托学者亚伯拉罕·弗莱克斯纳（Abraham Flexner）进行的调查研究报告 Flexner Report 正式发表，提出激进的全国医学院改革主张，建议将美国的医学院数目由 155 家大幅削至 31 家。为何要激进改革？因为弗莱克斯纳对美国各州分的医师训练水平十分不屑，坚信必须破旧立新。在弗莱克斯纳眼中，像样的医学院寥寥无几，约翰·霍普金斯（Johns Hopkins）是其中之一，特别表扬它的实验室与科研设施，视为医学研究的全国模范。[6]

写到这里，忽然想起昔日在喇沙书院念中学时，常与两位谈得来的葡裔同学一起想象留学，看外面的世界。谈到美国的医科，其中一个不假思索，用流利的广东话说："哗，（选医学院）梗系 Johns Hopkins 啦！Johns Hopkins 喎！"他是李小龙迷，满身活力也真像初出道的李小龙，说时会戏剧化地做一个李小龙扬臂招式。几年后，他真的考进了约翰·霍普金斯大学。那是我第一次听见约翰·霍普金斯大学的大名，印象特别深。

在我那位同学立志入读约翰·霍普金斯大学的时候，我曾想过爱丁堡。最后选择了在美国东岸以 liberal education 知名的布朗大学。当时尚未有"博雅教育"这个翻译，我心目中的 liberal education 近似人文教育。没有想到，因为写这本书，约翰·霍普金斯大学、爱丁堡和威廉·奥斯勒（William Osler, 1849—1919）所提倡的人文通识一下子串连起来，这才恍然，中学时代自己模糊想象的是什么样的世界。

上面引述的加拿大医学历史学者迈克·布里斯写过一本重要的医家传记，传记的主人翁就是屡被誉为"现代医学之父"的威廉·奥斯勒。[7]

现代医学有没有独一无二的"父亲"，以后再说。但从奥斯勒入手谈现代医学是很好的起点。约翰·霍普金斯医院（Johns Hopkins Hospital）在 1889 年成立，比同名的医学院早四年。医院成立之初，即从宾州大学挖角，礼聘奥斯勒为医生主管（Physician-in-chief）。奥斯勒不负所托，在任 14 年间，医院在教研、医学人文和临床教学三方面都成为全国楷模。

但是，奥斯勒却不是弗莱克斯纳理想中的医学教授典型。弗莱克斯纳轻视床边医学（bedside medicine），主张医学院应由全职教研的医学教授为主体，医学教授不应花太多时间看普通病人。奥斯勒相反，非常珍惜在病床边最普通的诊治和倾谈。他竭力反对医学院聘任全职教研、不看病人的教职员。这严重的分歧，不只是建设医学院的路线之争，更关乎"现代医学"的性质和它的走向。[8]

威廉·奥斯勒是极少数真能兼顾人文精神又在医学研究与教

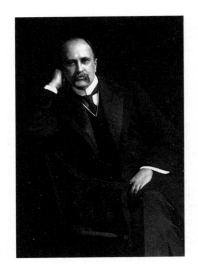

➕ "现代医学之父"威廉·奥斯勒

学改革都有划时代贡献的人物，因而得到"现代医学之父"的美誉。他有睿智，字字珠玑，一生遗下无数金句。其中一句历久常新："身为医生，我们实应竭尽所能，治愈（能治愈的）少数，施助多数，抚慰一众。"（"As physicians, we should strive to cure a few, help most, but comfort all."）

我更喜爱的金句是："辨识患上一种病的是什么人，比辨识一个人患上的是什么病，重要得太多了。"（"It is much more important to know what sort of a patient has a disease than what sort of a disease a patient has."）

奥斯勒是划时代的医学教育家，最重要的贡献或者不在于建设培训制度，而是他坚持带学生和年轻医生到床边教学，尤其是直接问病。"细心听清楚你的病人在说什么啊，他正在向你提供诊断的答案。"这也是他的金句。

注

1. Butt, Rudd. *The Hospital of the Medical Missionary Society*: http://hongkongsfirStblogspot.hk/2009/10/hospitals-in-nineteenth-century.html

2. 何启的生平事迹多见于各网上百科，准确的简述见于《华人基督教史人物辞典》He Qi, Ho Kai (1859−1914) 条：http://www.bdcconline.net/zh-hant/stories/by-person/h/he-qi.php; Choa, G.H. *The Life and Times of Sir Kai Ho Kai* (Chinese University Press, 2nd Edition, 2000) 则细述何启在香港的公职与社会服务。

3. 据医院管理局的广华医院网页，广华医院于1911年由东华医院董事局成立，是九龙半岛第一所医院。倡建广华医院董事局的主席是由政府委任的著名律师及政治家何启爵士。"广华"之名意指以服务广东华人为主。(http://www3.ha.org.hk/kwh/main/tc/about-history.asp)

4. Heaver, Stuart. A Forgotten Knight: Why Sun Yat-sen Mentor Sir Kai Ho Kai Died Penniless and Powerless 100 Years Ago. *SCMP Post Magazine*: http://www.scmp.com/magazines/post-magazine/article/1556065/forgotten-knight-sir-kai-ho-kai

5. Gray, Charlotte. CMAJ's century reflects a profession and a country. *Can Med Assoc J*, Jan 11, 2011, Vol. 18 (1), 17−21.

6. Barzansky, Barbara. Abraham Flexner and the Era of Medical Education Reform. *Academic Medicine*, Vol. 85, No.9 (Supplement): http://www.dhpescu.org/media/elip/Abraham_Flexner_and_the_Era_of_Medical_Education.3.pdf

7. Bliss, Michael. *William Osler: A Life in Medicine*. Oxford University Press, 1999.

8. 同上，页385−9。

第三章

革命，1789

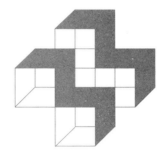

在 18 世纪以前，医学院里的大多数医生，对医院里的病人是近乎不屑一顾的。医生的经典学识多是在富裕阶层的病人家中展示。医生以医院为基地，是十分近代的现象。

讽刺的是，许多医院的历史文献都是以杰出的医学家为叙事的主轴。英国著名的医学史研究所 Wellcome Institute 学者 Lindsay Granshaw 在 *The Hospital in History* 一书开笔便带点讥诮地说："既然（医院的历史）多由医生撰写，其中便多以医生为焦点；有时你甚至察觉不到，这些医院里面真的住有病人。在这些被审视的机构里面，除了医生，其他医疗人员也仿佛没有踪影。"[1]

临床医学诞生，法国大革命

我想写的医院故事需要借助的第二个坐标是 1789 年法国大革命。这是充满理想主义的革命，推翻皇权、冲击贵族阶级与教会僧侣，激情变成血腥暴力。社会激荡，亦开启了全新设计的医院制度和医学教育。

台湾学者张思远有一篇文章题为《现代医院的起源与发展》，其中准确描述了现代临床医学在法国的诞生和面貌，这里摘录两段。

1789 年 7 月法国大革命爆发，在风雨飘摇的同时，医学界展开了一场影响深远的革命，取消证照制度，慈善医院收归国有，

医学教育停顿，提倡自由市场，人人都可以是医生，由看不见的
手来把脉，但当时身份辨认制度的落后，庸医冒充名医屡见不
鲜，自由市场失灵，而且战祸连连，军队损伤惨重，缺乏能担大
任的军医，于是医学教育重启，进行了一系列改革，包括确立外
科医生与内科医生并重的制度，使医院临床教学与病理解剖结合
在一起。另外，重启慈善医院，穷人作为研究对象，为医学界作
出重大贡献。

　　虽然能够准确诊断出疾病，但医生对疾病的兴趣大于对
病人的兴趣，在治疗上一筹莫展，崇尚虚无主义（therapeutic
nihilism），放任自然。由于这种本末倒置的做法，让留学巴黎的
美国医生们，所学的只是医学技术，对当地医生对待病人的方式
则嗤之以鼻。[2]

　　制度上的进步有代价：科学优先，医生与病人的关系却是疏
离了。医院收容贫病者，穷人是免费的医学研究对象和教育材料
（teaching material）。

临床医学诞生，福柯说

　　上一章说，关于临床医学与现代医院的诞生，晦涩难明的福
柯（傅柯）理论让后来的学者争议 20 年。"时报悦读网"介绍他

的名著《临床医学的诞生》，认为全书的内容已压缩在前言的第一句：

这是一本关于空间、关于语言、关于死亡的书；它处理的正是观看行为——目视（regard）。[3]（A. M. Sheridan 的英译比较好懂："This book is about space, about language, and about death; it is about the act of seeing, the gaze."）[4]

在这本书中，福柯将古典时期的医学与现代的医学对立起来。空间、语言、死亡等概念，由古典医学（17、18 世纪）到现代医学（19 世纪以降）有了全然不同的意义。这些概念的转变伴随于体制的更动，就体制的更动而论，福柯认为医疗体制的改变，发生于 1792 年左右：频繁的战事使得许多医生服务于军旅，民间医疗则充斥着庸医、骗徒之流，呼吁医疗改革的声浪不断，而 1794 年罗伯斯庇尔（M. de Robespierre）失势之后，一场彻底的医疗改革于焉开展。从 1795 年持续到 1803 年，这番改革包含两方面，一方面是医疗行业，另一方面则是医院系统。

医院的医学借由将各医疗行业组织化，获得了长足的进展，在政治和社会的诉求、呼吁上，显得更为有力。大革命之前，内科医生（medecin）和外科技师（chirurgien）的传统二分法，不复存在。取而代之的是纷杂医疗行业的建制化、层级化，例如产婆、牙医生、外科技师，这些行业的地位，逊于巴黎医疗部（Faculte de Medecine）认可，发予执照的医生或是卫生官员（officier de sante）。经过这一番的改头换面，医疗行业在国家的管理之下，有了一致的训练机构，而形成一个监督的系统。但是革命的思潮认为一个美好的社会是不需要医院的，自由的理念认为疾病者应该在家中受到照顾，而不是住进被国家管理的体制——医院。但是大量的贫民病患，以及居家照顾的巨额经费，使得要消弭医院的计划显得非常不实际。

福柯认为，当大革命推倒了教会与皇权，在从头建设医学教育与重启医院时，根本上是建构了一种前所未有的新的观念，从此主宰了人们对疾病与求医的认知。新的观念亦是新的目光，福柯称之为 regard（英译为 gaze，中译为"凝视"或"目视"，都不易为普通读者理解），强调医生和病人"看"医院和疾病的观点从此不一样了。他更认为，从这儿开始，医院体制与政府官僚体制的权力结构互相结合，发挥诊治疾病以外的社会控制功能，把社会和人民生活"医疗化"（medicalisation）。

拿破仑时期

在为这本书阅读资料之前，我没有注意到，法国大革命摧毁统治建制以后的医疗体制重建是拿破仑推动的。拿破仑在 1799

年发动政变，成为法兰西共和国第一执政。五年后经公民投票和议院通过为帝。他在位十年间，推动司法改革，也颁布法典，恢复一些革命前的体制，包括一些很基本的东西，例如全国医生的执业登记。荒废了的修道院医院亦以慈善医院的形式重开，以服务贫困病人。更重要的是，他建设了以兼具教研功能的医院为主体的医疗服务体制，几百张病床的大型医院从此诞生。福柯《临床医学的诞生》一书的原名 *Naissance de la clinique: une archéologie du regard medical* 英译为 *The Birth of the Clinic: An Archaeology of Medical Perception*。Clinic 可不是指今天的家庭医生诊所，它是具规模的临床医学（clinical medicine）基地。

在大破大立的革命之前，18 世纪下半叶，法国是领先全欧洲（也是全世界）的科学首府（science capital of the world）。有点神奇的是，经历流血革命和社会解体，医学的科学发展与医院体制的蜕变，依然能够开花绽放。

阿斯舒勒（Mark D. Altshule）在 *Essays on the Rise and Decline of Bedside Medicine*[5] 第七章缕述法国大革命前后，在激变年代的杰出医家人物。在 1792 年激进革命分子当权底下，科学组织全遭解散，唯有蒙彼利埃（Montpellier）、巴黎和斯特拉斯堡（Strasbourg）的大学私自继续向毕业生颁发医学执照。在这时代，伟大的化学家安东万·拉瓦锡（Antoine Lavoisier, 1743—

1794）在 1782 年发表呼吸与燃烧的共通原理（即耗用氧气，释放二氧化碳）。这项生理学研究是现代呼吸系统医学（respiratory medicine）的知识基础。他一度在革命政府体制内献策改革医学教育，直至 1794 年被革命政府斩首处死。

在这样的一个时代，法国有两个重要的临床医学家，影响了未来临床医学的方向。他们是两师徒，柯维萨特和雷奈克。柯维萨特（Jean-Nicolas Corvisart, 1755—1821）是拿破仑的御医。雷奈克（Rene Theophile Laënnec, 1781—1826）在 1816 年发明了医学听筒（stethoscope）。

柯维萨特，检查身体的御医

就像上一章提及的，现今医学史的论述不再英雄式讴歌伟大的医学家了。可是有些人物，无论是否被论定为大师，恰恰就是承先启后的时代主角，而且从其人其事可以延伸看见很多历史。柯维萨特就是这样的一个人物。前面写何启、提到奥斯勒，都是这样的人物。

古往今来每一个帝王都有御医，但不是每个御医都有医学史的位置。拿破仑不大信任医生，嫌当代的名医理论太多，柯维萨特性格率直，说一句是一句，反而得他十足信任。J. F.

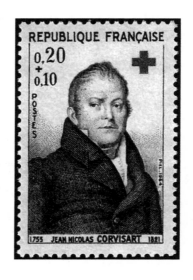

➕ 法国发行的柯维萨特肖像邮票

Halls Dally 在 1941 年发表的文章 Life and times of Jean Nicolas Corvisart（1755—1821）里面对此有很鲜活的描述。1795 年，柯维萨特获聘任为巴黎第一家医学院（在此之前医学教育是大学内的一门课程）的临床医学讲座教授，地位就如奥斯勒于 1893 年在巴尔的摩获聘任为约翰·霍普金斯医学院讲座教授那样尊崇。他被推荐给拿破仑将军。拿破仑与妻子约瑟芬（Josephine）一起接见他。

约瑟芬单刀直入问柯维萨特："依你看，最可能危及将军的疾病是什么病？"

"心脏病。"柯维萨特简洁回答。

"那你有心脏病的著作吗？"拿破仑问。

"没有，但在构思出版。"

拿破仑看来满意："那不要等了，我们日后再谈这个。"

接见柯维萨特时，拿破仑还不到 30 岁，怎么会受心脏病威胁？在那个年代，风湿性发热（rheumatic fever）仍然肆虐，风湿性心脏病会损害心瓣膜，对正值壮年的将军的确是威胁。

1806 年，柯维萨特果然出版了一部重要的著作，写心脏与血液循环系统。这本书奠定了心脏病的征候学（cardiac symptomatology）概念，例如：区分心脏与肺疾病引致的相似征候；区分器质性（organic）与功能性（functional）的心脏病。他尤其专长诊断瓣膜性心脏病（valvular heart disease）。[6]

在连医学听筒也未发明的年代，柯维萨特也能诊断心瓣膜疾病。这靠观察面颜、切脉、触诊胸部以检查心脏肥大以至二尖瓣狭窄（mitral stenosis）的异常震颤（mitral thrill），若是男病人，当然也可以把耳朵直接贴到病人胸部。像以观察面颜、触诊胸部诊断心瓣膜疾病这些基本功夫，在我受训的 20 世纪 80 年代依然重视。今天病床边的检查（physical diagnosis）大多被精密的仪器检查取代了。

叩诊法，向奥恩布鲁格致意

柯维萨特在 1806 年出版的循环系统著作是大部头巨著。两年后他把一本薄薄的、在维也纳出版、鲜为人知的小册子译为法文，在巴黎这个医学中心向世界推介。这本小书讲解"叩诊法"（percussion method），这是在病床边的检查方法。

小书的作者奥恩布鲁格（Joseph Leopold Auenbrugger, 1722—1809）在1761年出版这本书时，只是维也纳总医院（Vienna General Hospital，德文原名 Allgemeines Krankenhaus der Stadt Wien）内一个初级医生。

"叩诊法"今天仍然是床边的基本功。胸腔积水、腹水都可以凭以指节垫着敲叩的音质诊断。奥恩布鲁格的灵感来自他的酒商父亲，简单以指叩击木桶，可以准确知道酒的水平。奥恩布鲁格把这有如透视的方法应用于病人身体，小心探究叩击音的变化与胸部疾病的关系，将临床诊断与病体解剖的结果细心地互相对照（clinical-pathological correlation）。

柯维萨特在法文版的译者序说："如果我把奥恩布鲁格这部作品改头换面，可以提升自己做叩诊法的作者了。但那是因个人的虚荣心牺牲了奥恩布鲁格的声名。我不愿如此。这是属于他的，这美丽而正当的医学发现。"[7]

这样一个人物

关于柯维萨特，还要补述一点生平故事，才能见到他是怎样的一个人物。

他的父亲是个律师，巴黎的议会议员，曾经富有，但不擅理财，把钱花在收藏拙劣的画家作品。柯维萨特的童年是寄养在滨海布洛涅（Boulogne）附近一条小村任教区神父的叔叔的家。在学校他只爱运动，成绩平庸。他被安排修读法律，却常逃课去巴黎的医疗诊所，梦想医治病人。终于他放弃律师之途，在巴黎 Hôtel-Dieu 觅得一个男护士职位。这还是南丁格尔尚未出生的世纪，护士是社会地位卑贱的行业。这让他父亲震怒，从此不让他踏入家门。

他经历曲折，终于如愿考进大学学医，毕业时已 30 岁。那个年代，医院的职位极难求，他等了些时间才被推荐到一家私人创办的医院。这家医院创办人的爱妻却规定医生都得戴着像法庭上的律师那样的假发。柯维萨特生性不喜造作，坚拒依从，就此放弃难得的职位。最终他在 1788 年才成为一个医院医生。然后革命来了，医学建制崩坏，重建后世俗化新社会却正好拥抱这个有才能而敢于拒绝权贵的医生，奉他为受尊崇的教授。

传教士的家庭教养

本章完结前，还要一提关于奥斯勒、何启、柯维萨特的一条线，这与本书往下写的主线是相连的。奥斯勒出生于加拿大安大略省的小城，父亲 Featherstone Osler（1805—1895）是英国海军军官，1837 年从海军退休之后移民加拿大，成为圣公会的传教士，在北加拿大的小乡下传教。母亲是虔诚的基督徒，父母都曾经想让儿子当牧师，因此奥斯勒是先念神学院，之后对自然科学产生兴趣，才转向攻读医科。

读者还记得，第一章记述何启，何启的父亲何福堂也是牧师。柯维萨特寄养在叔叔的家，叔叔是教区神父。这是纯属巧合？我不是基督徒，但从写这本书的背景阅读中，发现这是一条有意思的线，在书的后半部分再加梳理。

注

1. Granshaw, Lindsay. *The Hospital in History*. Routledge, 1989, p.1.

2. 张思远，《现代医院的起源与发展》，《探索》第 12 期：现代医学的兴起，2014 年 11 月 14 日：http://case.ntu.edu.tw/blog/?p=19659

3. 福柯（刘絮恺译），《临床医学的诞生》，时报文化，1994 年，页 1。

4. Sheridan, A.M. (translated). *The Birth of the Clinic: An Archaeology of Medical Perception*. Routledge, 1989.

5. Altshule, Mark D. *Essays on the Rise and Decline of Bedside Medicine*. Lea & Feibger, 1989.

6. Halls Dally, J. F. Life and Times of Jean Nicolas Corvisart (1755－1821), *Proc R Soc Med* , 1941 Mar, 34(5): 239－246.

7. 同上，页 242－3。

第四章

在病床边

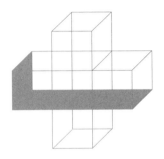

在病床边有优秀的医学。这个说法有些奇怪：医学当然来自病床边对病人的观察吧？但是不然。20世纪后，现代医学的主角是化验室医学（laboratory medicine），而在从中世纪到16世纪之前，医学主要是引经据典的"学识"，解剖知识大大提升医生在科学时代的学术地位，医生的学识来自人体解剖，那最初甚至并不是病人的尸体。能在床边准确诊断病症，的确是了不起的床边医学。这样看，才能见到奥恩布鲁格和柯维萨特的贡献。

床边医学的黄金时代可以用两件简单而重要的器材作为代表或者象征。一件当然是前面提及雷奈克在1816年发明的医学听筒；其次是奥地利医生冯巴施（Samuel Siegfried Ritter von Basch, 1837—1905）发明的医学血压计。在这些简单的器材也未发明之前，医生靠的是仔细的床边观察（bedside observation），先导的医学家是英国的西德纳姆（Thomas Sydenham, 1624—1689），他是启蒙运动时期（The Enlightenment）享誉欧洲的医学教育家，令床边观察成为重要的诊断方法。

看病人学医术

第二章提及"现代医学之父"威廉·奥斯勒，他是几乎所有人都爱戴的医学教授、床边医学诊断大师，也是当时有数的医学史家和藏书家。1913 年 4 月，奥斯勒在耶鲁大学作一系列演说，结集成书，其中对医学与科学进步有医家的洞见。可是他对柯维萨特的评价并不特别高，怀疑其诊断肺炎的技艺有没有超过 2 世纪的医学家阿瑞泰乌斯（Aretaeus）。[1] 这评价并不是太公允：肺炎的诊断很早已经成熟，在医学史上长久没有突破，与柯维萨特的个人能力无关。相反，柯维萨特钻研心脏病的临床诊断方法，经以后二百年的应用依然并不过时。

奥斯勒与柯维萨特是性情相反的两个人物，一热一冷，奥斯勒喜爱捉弄笑谑学生和同事，柯维萨特严肃寡言，只在和气味相投的朋友一起时才热情地谈天说地。奥斯勒似乎没有注意到，就着重临床观察病人、从中学习医术而言，他与柯维萨特是同出一辙。

平心而论，奥斯勒自己也不是石破天惊的医学家。有一些疾病经他细心观察而被发现，冠上他的名字，但例子不多。他从加拿大麦基尔大学（McGill University）医学院毕业后到欧洲游学两年，在英国的研究中观察到血液中除了红细胞、白细胞之外还有血小板，这可算是重要发现，但仍未足以被视为大师。但他是伟大的教育家，独力写成巨著《医学的原理与实践》（1892 年完成）。这本书成为往后 40 年医学教科书的必读，而且后无来者（以后再也没有由单一作者完成的医学全书）。

奥斯勒如何评价自己？他写道："我只想要这样一道墓志铭——也不是说马上就要吧——上面刻记，我带医学生到病房里教学，因为我视之为赋予我的最重要的召命。"（"I desire no other epitaph—no hurry about it, I may say—than the statement that I taught medical students in the wards, as I regard this as by far the most useful and important work I have been called upon to do."）

柯维萨特同样是出色和坚持在医院病床边教学的老师。一个学生赖威利-帕利斯忆述，他到巴黎的 Hôpital de la Charité（慈善医院）后初见柯维萨特，柯维萨特径直问他："你为何而来？"赖威利-帕利斯觉得突兀，也径直答："为求学。"

柯维萨特惊叹一声，微笑说："为求学么，好，我的朋友。"他指向身边的病人，说："他们就是你的书本，可是不会像印刷的书本那么易读。"[2]

在柯维萨特的时代，医学传授的方式再简单不过，一个医学教授只需带着几个被挑选的门生行医，本来就可以安乐自在，柯维萨特却是诲人不倦。与奥斯勒一样，他桃李满门而且学生各有成就。柯维萨特有一个天资很高的学生比沙（Marie François Xavier Bichat, 1771—1802），被后世誉为"解剖组织学之父"（Founder of Histology），可惜 31 岁就死于解剖工作中的感染（相信是肺结核），柯维萨特为之痛悼，就像孔子失去弟子颜回。

床边医学不求先进

1905 年，奥斯勒离开约翰·霍普金斯大学去了英国，荣任钦定讲座教授（Regius Professor）。在牛津，有这样一个被当作趣事的床边教学片段：

奥斯勒在牛津严肃教诲学生——不可以放过任何对细节的观察，因为这是准确诊断的关键。他在病床边举例说，糖尿病患者的尿液经常有糖。说时他展示一个尿瓶，把指头伸进瓶子里沾湿，放进嘴里尝，然后他把尿瓶给学生轮流传递一遍。一众学生老不愉快，但尽职尽责地一一试尝了尿液的味道。

最后，奥斯勒慢条斯理地说："现在你们应当明白我的意思了，对细节的准确观察是关键。如果你们真的一直在小心观察，就会看到，我把食指放进尿瓶，但放进嘴里的是我的中指。"[3]

这一幕在床边的医学"身教"是趣事，也不仅仅是趣事。在 20 世纪初，病理解剖、实验生理学、细菌学说已经兴起。在医院内、手术室、病理解剖和生物化验室三种设施代表了先进的科技，但奥斯勒依然坚持在床边教导学生观察病人尿液，这可不能算是最先进的现代医学。

威廉·伦琴（Wilhelm Röntgen）在 1895 年发现 X 射线，在奥斯勒去世后不久，放射诊断开始普遍在美洲的医院使用。奥斯勒与柯维萨特心爱的床边教学今天仍然以 hospital grand round 的形式存在，但在床边讨论的恐怕多是化验和放射诊断报告，以及各种生命数据，仔细观察病人的日子渐行渐远了。

莫尔加尼，病床在哪儿？

在 18 世纪前后，医生看病人的地点大多不在医院病房。那个年代，付得起钱请正统医生的病人，多是安坐或躺卧家中等医生来看病的。富有的贵族仕绅病人，甚至手术也在家中施行。

外科医生在手术后会住在病人家中，是名副其实的"私家医生"。有些病人在手术后要照顾上两三个月，直至伤口痊愈。这样算一算，一个外科医生在一年中只能接几个病人！[4]

一些享负盛名的医生连病人也不须见面，就诊治收费。莫尔加尼（Giovanni Battista Morgagni, 1682—1771）就是著名的例子。

莫尔加尼是 18 世纪，也是近现代医学史上地位崇高的病理医学家。他是最早有系统地对死去病人进行解剖检查的医生之一，被誉为"病理解剖学之父"。上一章提到，奥恩布鲁格研究胸肺疾病，会小心将临床诊断与病体解剖的结果互相对照（clinical-pathological correlation）；发明医学听筒的雷奈克是钻研肺结核和其他胸肺疾病的医家（这或者与他 6 岁时母亲就死于

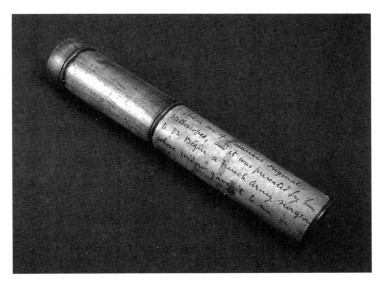

✚ 雷奈克发明的医学听筒

肺结核有关），雷奈克的研究亦是用这种结合床边医学诊断与病体解剖知识的方法。莫尔加尼是媲美奥恩布鲁格与雷奈克的医学家。在莫尔加尼之前，医学教授特别是外科医生炫耀的知识来自一般的人体解剖。从解剖寻找病理，的确是医学史上的一大进步。

莫尔加尼诊治的许多病人是从头到尾都没有见过面的。他根据的资料通常是描述病人状况的书信。这包括病人自己、病人的医生，甚至病人的亲友的来信，读完信件便下笔"诊治"。据李尚仁引述，编译莫尔加尼个案病历为英文的医学史学者所罗·贾乔（Saul Jarcho）说："当我们看到伟大的解剖学家、科学领域精确而勤奋的天才观察家与实验家，竟然仅凭着医学外行人寄来简短、含糊且包藏错误的函件，就一头栽进诊断和治疗处方，我们实在难掩惊讶之情。"

李尚仁并不以此为怪。他指出，"事实上借通信来进行诊病与治疗，是当时欧洲正统医学寻常的医疗活动，波哈维（Boerhaave）更是以来信之多而闻名。这显示当时医学所立足的社会关系与认识论基础，大不同于现代医学"。[5]

听病人说话，不听病人说话

上一节引述李尚仁那篇文章很有趣。李尚仁说，在19世纪之后，病人的自述在病历当中变得愈来愈不重要，甚至消失。他选取莫尔加尼和卡波（Richard C. Cabot, 1869—1939）的病历档案作为对比，看18世纪与20世纪的病历叙述方式是多么不同。

像那个时代的许多其他为贵族仕绅看病的医生一样，莫尔加尼在他的病历中常是逐字记录病人的自述。一个病历这样开头："我在27岁时健康良好、体质中庸有节（temperate constitution）。或许是由于四旬斋期饮食过于丰盛，加上紧张投入研习法律，我突然惊觉心中抽紧，强烈地恐惧自己会中风而死。这忧虑使得病症更加恶化了。我之所以会如此恐惧，是因为我当时居住的罗马有许多人发生这样的不幸中风。"

相反，卡波在《鉴别诊断》一书里面的个案病历，充斥着专业术语，里面虽然也载有病人过去的病史及个人背景资料，然而都是经医生过滤的，以非常简洁、中性而不带情感的方式来叙述。在这样的病历中几乎完全听不到病人自己的声音。

这并不是说卡波也就是一个只顾病理不顾病人的医生，相反，他十分注意病人在医疗以外的需要。他是第一个把医务社工（medical social worker）引进医院的医务主管。在这之前，一些慈善医院会任命义务仕女（lady volunteers）为病人做家访等生活援助工作，称为 almoners。

卡波在哈佛大学医学院的地位，可与奥斯勒在约翰·霍普金斯大学的地位相比。他比奥斯勒年轻 20 岁，是血液疾病专家。可能就在那 20 年间，强调客观科学数据的诊断方法（医学化验与医学 X 光是医生的新武器），奥斯勒努力坚持的床边医学渐渐从美国的教学医院式微了。

人物和医院

如果读者是从第一章一口气读下来，来到这儿也许已经觉得其中的人物和医院已不少了。我会建议读者在这儿停一停，静心看看下面两个顺着年份排序的人物表和医院名单。感觉一下其中的时空，不要当它们是一般的资料性的附表。

✚ 医学人物	生卒年
西德纳姆（Thomas Sydenham）	1624—1689
莫尔加尼（Giovanni Battista Morgagni）	1682—1771
约瑟夫·列奥波·奥恩布鲁格（Joseph Leopold Auenbrugger）	1722—1809
安东万·拉瓦锡（Antoine Lavoisier）	1743—1794
让-尼克拉·柯维萨特（Jean-Nicolas Corvisart）	1755—1821
勒内·泰奥菲尔·雷奈克（Rene Theophile Laënnec）	1781—1826
南丁格尔（Florence Nightingale）	1820—1910
威廉·奥斯勒（William Osler）	1849—1919
何启爵士（Sir Ho Kai）	1859—1914
理查德·卡波（Richard C. Cabot）	1869—1939
德兰修女（Teresa of Calcutta）	1910—1997

医院、病所	创立年份
主宫医院或天主医院（Hôtel-Dieu）	651
维也纳总医院（Vienna General Hospital 或 Allgemeines Krankenhaus der Stadt Wien）	1693
爱丁堡皇家病院（Royal Infirmary of Edinburgh）	1729
传道会医院（The Hospital of the Medical Missionary Society）	1843
政府公立医院（国家医院或 Government Civic Hospital）	1848
东华医院（Tung Wah Hospital）	1872
雅丽氏利济医院（Alice Memorial Hospital）	1887
约翰·霍普金斯医院（Johns Hopkins Hospital）	1889
那打素医院（The Nethersole Hospital）	1893
雅丽氏纪念产科医院（Alice Memorial Maternity Hospital）	1904
何妙龄医院（Ho Miu Ling Hospital）	1906
广华医院（Kwong Wah Hospital）	1911
葛量洪医院（Grantham Hospital）	1957
玛嘉烈医院（Princess Margaret Hospital）	1975

注

1. Osler, William. *The Evolution of Modern Medicine: A Series of Lectures Delivered at Yale*. (Kindle edition), chapter V, loc 2409.

2. Halls Dally, J. F. Life and Times of Jean Nicolas Corvisart (1755–1821), *Proc R Soc Med*, 1941 Mar, 34(5): 240.

3. Kaarre, Marty. *Learn To Listen Intently*: https://kaarre.wordpress.com/tag/sir-william-osler/

4. Poynter, F. N. L (ed.). *The Evolution of Hospitals in Britain*. Pitman Medical Publishing, 1964, 190.

5. 《从病人的故事到个案病历：西洋医学在十八世纪中到十九世纪末的转折》，《古今论衡》第五期，页139–146，2000年12月：http://www.ihp.sinica.edu.tw/~medicine/medical/index/program3.htm

第五章

小医院、大医院

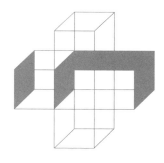

本书动笔时，香港正在规划一家位于启德机场旧址的大型公立医院。启德机场就是第一章提及，以何启和区德名字合而为名的第一个香港民用机场，从 1925 年到 1998 年服务香港 70 多年。这家医院未命名（暂称"启德医院"），预计有 2400 张病床，将会成为全港最大的医院。2400 张病床是什么概念？现今全美国最大的医院是纽约市的 New York-Presbyterian Hospital，约 2300 张病床。美国医院规模排名榜，数到第 11 位是以质量管理著名的 Cleveland Clinic，病床数目是 1300 张。欧洲最大的医院在塞尔维亚贝尔格莱德（Belgrade）的 Clinical Centre of Serbia，有病床 3200 张。

大大小小的医院

全世界最大的医院在中国内地，中国内地最大的医院在河南省。那是郑州大学第一附属医院，两座住院大楼共有 7000 张病床。

2015 年 6 月 9 日《中国经济周刊》文章《你知道中国最大的医院有多惊人吗？》对超大型医院会否造成问题有看法，怀疑大医院不断扩张是全国医疗体系的通病，并不利于实现上下联动（vertical integration，指各从社区基层到科技顶层的医疗服务连贯配合）、急慢分治（指慢性疾病也到大医院看急症），甚至因而推高医疗费用。[1]

世界卫生组织的欧洲网页上有研究资料说，一般认为医院太小没有规模经济效益（economy of scale），但规模经济的好处在200张病床左右已经饱和，再大的医院未必更有效率。[2]

我在大中小型医院也工作过。最小的医院是在亚利桑那州的Keams Canyon山区，服务印第安人，只有数十张病床。那是我医学院最后一年的选修见习，其中感受记述在散文集《医疗的流星雨》（花千树，2001）。

我工作过的最大医院是伊利沙伯医院（1963年创立），在1988年被派驻该院内科工作半年，当年病床应该已在1000张以上。中型的医院则有1990年前后服务的律敦治医院（Ruttonjee Hospital）和早年在美国罗得岛普罗维登斯（Providence）实习的Roger Williams Hospital。这两者都属于中型的社区医院（community hospital），有数百张病床，主要提供中层医疗服务（secondary care）。

律敦治医院和前述救过我父亲性命的葛量洪医院都是香港防痨会创立的慈善医院，在1936年创立。它现今在湾仔的院址前身是1843年创立的香港海员医院。医院前面的湾仔街市昔日是维多利亚港的海边码头所在，这地点很适合海员使用医院。1990

年前后我在律敦治工作时，原有的旧院还未拆卸，修女总护士长（Sister matron）病房巡视时，很有历史气味。

我管理过在 1925 年创立、约有 1300 张病床的九龙医院，和在 1992 年创立、只有 45 张病床的香港眼科医院。九龙医院在伊利沙伯医院于 1967 年启用之前，是九龙区唯一的急症全科医院，今天以精神科、胸肺科、复康三科的服务为主。香港眼科医院病床少但门诊和手术数量大，并且是香港中文大学眼科的研究基地之一。

小医院还是大医院好，不是本书要分析的课题。我也没有能力细说近一百年香港医学史的故事，那是我的文友黄大伟医生（笔名黄岐）的兴趣与专长。以上列举大大小小的医院，只是作为背景，往上连接到 18、19 世纪那些大大小小的医院。

志愿医院，慈善医院

从 18 世纪初至 19 世纪末，两百多年间，大大小小的志愿医院（voluntary hospitals）在英伦三岛纷纷兴办，如雨后春笋。这些志愿医院大都兼有济众的宗旨，因此也是"慈善医院"（charity hospital）。1729 年兴办的爱丁堡皇家病院是志气宏伟的大学医院，但也有些志愿医院卑微到只是单幢的残旧房舍，数十张床，就是乡村唯一的小医院，称为村舍医院（cottage hospital）。

这是所谓"慈善医院运动"（voluntary hospital movement）。开明的仕绅们把运动也传播至殖民地时期的美国。宾夕法尼亚州医院（Pennsylvannia Hospital，1752 年由 Benjamin Franklin 和 Thomas Bond 医生创立）、纽约医院（1771 年由爱丁堡大学的 Dr. Samuel Bard 在 1769 年倡议兴办），以及波士顿的麻省总医院（Massachusetts General Hospital，1811 年创立）是最著名的。相比之下，位于巴尔的摩的约翰·霍普金斯医院（1889 年）是儿孙一辈了。

Voluntary hospital 的名称常与 charity hospital 互相通用，两个名称都不完全准确反映历史。"志愿"是指由民间人士和志愿组织自发创建，并非政府机构直接兴办，但是志愿医院的兴办，常有地方政府和官员的支持，官方与民间不是泾渭分明的。正如在 19 世纪香港由何启及东华慈善团体兴办的"志愿医院"，其中有不少的官方支持（有时是干预）。

志愿医院的兴起，主要是近现代世俗社会仕绅的慈善工作，有救济也有教化的观念，贫困潦倒的人经护理扶持，重返社会做一个能自食其力的良好市民，这是当时仕绅阶层的慈善理想。这个世俗化概念，与中世纪基督教传统的僧侣修会，以侍奉卑贱贫困病者来实践以谦卑的心侍奉天主，是完全不同的，但同样带有理想色彩。

或者可以说，是在脱离了中世纪教会的医院服务模式之后，才诞生了近现代模式的志愿医院。

启蒙，俗世到来

近现代西方的慈善医院故事，常是联结着 18 世纪的启蒙运动来描述的。以知识和理性，推动社会进步，前提是挣脱中世纪的神权，令社会走向世俗化。近现代医院（以及医学院）的建设，是世俗社会改良进步的重要部分。

"维基百科"解释"世俗化"的条目写得很清晰，其中一节特别鲜明：

> 基督教统治的鼎盛时期被称为"信仰黄金时代"。当人类社会进入近代后，随着工业的发展，科技的腾飞，人类自我意识的上升，传统宗教的势力范围在日益缩小，最终在"工厂门前止步了"。[3]

这说法偏于讴歌科技与工业革命，因而略有所偏。诺里斯（Norris）与英格尔哈特（Inglehart）在《神圣与世俗》（*Sacred and Secular*）

书中第一章较为完整地检阅各种对"世俗化"的主流论述，也包括了"维基百科"这一种。它的主线是认为，在农业社会，人类难以理解也无法控制巨大的自然力量，倾向于敬畏神或上帝，祈求好的天气，免于疾病瘟疫与蝗灾。工业化却带来一个截然不同的人造环境，工人并非日出而作日入而息，天黑时开灯便如白昼，疾病亦随医学研究而归入自然科学范围。在工业社会里，人的世界观也机械化，宇宙像是伟大的钟表匠的作品。[4]

诺里斯与英格尔哈特认为，这一类论述现今多有争议，因为宗教力量在现代世界并未因科学进步而全面萎缩。

然而他们也得承认，起码在西方社会，中世纪的神权控制已经破碎，近代以知识为动力的世俗化社会变革列车，是辗过神权的碎片前进的。

启蒙运动是个兴致勃勃、天不怕地不怕的时代，哲学大师康德把启蒙运动定义为"人类从自我设限的牢笼里挣脱出来的活动"。[5]彼得·盖伊（Peter Gay）在上下两卷《启蒙运动》中说这是"胆气的复苏"。中世纪的黑死病与各种瘟疫、饥馑、战祸，令生活朝不保夕，人民瑟缩在大自然和强权底下。来到启蒙运动的时代，生命像是悠悠醒转了。[6]在启蒙运动的思想家看来，最大的牢笼是中世纪天主教教会，其次是抗拒科学的传统迷信，以及不切实际的形而上哲学。

天主教教会权力在 15 世纪逐渐式微，与神圣罗马帝国王朝的几番争权失败是表面原因，内因主要还是组织腐败，僧侣买卖教廷和教区职位，教廷则发明近乎诓骗百姓的"赎罪券"。在天主教传统，教宗可向忏悔的信众赐予大赦（Indulgentiae），教皇乌尔班二世（Pope Urban II）于 1095 年，发动第一次十字军运动时，就曾为每一位十字军人发放赎罪券，宣布参军可以减免罪罚。[7]

1476 年，教宗西克斯特四世宣布，生者可以金钱捐献为仍在炼狱中的离世亲友换取大赦，使其早升天堂。金钱可以换"赎罪券"，就从这儿开始。[8]

马丁·路德（Martin Luther, 1482—1546）代表的宗教改革运动（the Reformation）以及新教（Protestantism）在 1520 年兴起，背景亦有变本加厉的赎罪券。当时的教皇利奥十世（Leo X）出身佛罗伦萨豪门，生活骄奢而喜爱艺术。为兴建圣彼得大教堂，罗马天主教会宣布，只要购买赎罪券的钱足一钱柜，就可以保障灵魂升上天堂。[9]

这也是科学革命的 16 世纪，两部科学巨著同在 1543 年出版，同样具有象征性与实质性的重大影响，为中世纪科学观和宇宙观敲起丧钟。安德烈·维萨里（Andreas Vesalius, 1514—1564）的《人体的结构》精确地描绘解剖上的人体构造，修正自古罗马时代奉为权威的盖伦（Galen of Pergamum, 131—201）经典。由这儿开始，客观的科学观察压倒了半是出于臆想的古典医学权威。同年哥白尼（Nicolaus Copernicus, 1473—1543）在去世前发表《天体运行论》，提出太阳为地球运行的中心，动摇了天主教以地球为中心的宇宙观，称为"哥白尼革命"。

知识冲击权威的高潮是牛顿。1687 年，牛顿（Sir Issac Newton, 1643—1727）在《自然哲学的数学原理》（*Philosophiae Naturalis Principia Mathematica*）经典著作中发表万有引力理论。伏尔泰（Voltaire, 1694—1778）是启蒙运动公认的领袖和导师。他在 1776 年宣称，"我们现在全是他（牛顿）的门人。"那个传说牛顿因为看到苹果从树上掉下而忽然悟出万有引力的故事，就是伏尔泰从英国带回法国的。[10]

解散修院

启蒙运动思想的启蒙运动高举理性，但是从 16 世纪到 17 世纪，所谓"从自我设限的牢笼里挣脱"并不是一场和平的思想革命。在日耳曼地区信奉马丁·路德的新教的市民和农民，起来反抗教皇和教廷的土地财产控制权，酿成流血起义冲突。这超乎马丁·路德所料。在英格兰，粗暴的反教会行动却是由国王发动，由上而下的。1534 年，被亨利八世（1509—1547 年在位）操纵的议会颁布《最高权力法案》，宣布英国国王为英国教会的唯一首领，英格兰教会从此正式脱离罗马天主教会。

英国改教的原因，和马丁·路德的宗教改革无关，导火线是罗马天主教会拒绝支持国王亨利八世休妻再婚。当亨利八世迫使议会宣布自己为英国教会的最高元首，反对者（包括宰相以及枢机主教）都遭受极刑。

亨利八世一怒之下与罗马天主教会反目决裂只是表面，背里有庞大的经济利益考虑。早在 1534 年之前，亨利八世已觊觎天主教会在英国各地坐拥的庞大财产，他遣派代理人，开始逐一巡查修道院。此时期，英国政府正面临严峻的财政危机，适逢宗教改革思潮从欧洲大陆涌至，正好成为助力，让英国政府质疑天主教会支配大量财产的正当性。在议会的授权下，亨利八世先后于 1536 年和 1539 年下令解散了全国大大小小的修道院。[11]

修道院关闭，僧侣被逐，波及原来在中世纪受天主教会的支配（也是受保护）的教育机构和医疗机构。这些机构失去教会的财政支持，又没有了僧侣的管理，立时荒废了重要的社会功能。

在中世纪黑死病肆虐之前，英国伦敦只有两所主要的医院，St Bartholomew's（1123 年创立）和 St Thomas' Hospital（1172 年创立）。两家都由 St. Augustine Order 的僧侣主理服务。St Thomas'

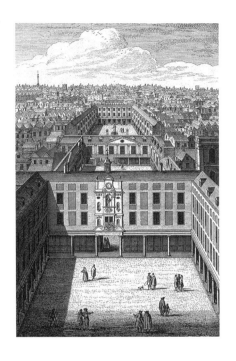

✚ St Thomas' Hospital

最初是收容流离失所的人，后来才转为医院；St Bartholomew's 是第一家在创立时已经收容病人的院所，当然也收容失所的人，包括妇女。如果有妇女在院内去世，孤儿可在这里留住至七岁。[12]

　　当亨利八世解散全英国的修会和僧侣主持的病院，伦敦这两家历史悠久的医院也不能幸免。伦敦市长托马斯·格雷欣爵士（Sir Thomas Gresham）代表仕绅向英王陈情，历史性地促使两家医院得英王御准在 1546 年重启，以皇家特许（Royal charter）方式授权运作，并由市政府以公帑直接资助经费。这包括 St Bartholomew's、St Thomas' 和收容精神病人的 St Mary of Bethlehem（简称 Bedlam）。[13]

有趣的是，这种皇家特许医院（Royal chartered hospital）的英王恩泽也伸延到殖民地时期的美国。本章前述在美国独立革命前五年创立的纽约医院也获得皇家特许的身份，或者因为倡议者是英国人，并且有恰当的政治人脉。

与英国不同，欧洲大陆上的天主教修会的医疗设施大多是在长年战争中被破坏的。在中世纪，欧洲大部分地区城镇政府本来颇为独立，从罗马与佛罗伦萨开始，自设有小型的"圣灵医院"（Hospital of Holy Spirits）救济贫民，供给食物予无家可归的妇女和儿童，也提供有限度的医疗和护理服务。这些医院的大门规定朝向梵蒂冈，让圣灵从教廷到来进入医院。在 1618 年至 1648 年间发生的三十年战争蹂躏之下，城镇和村庄的医院大多关闭废弃了。[14]

无论是自天主教会的衰落，英国国王的专权，以至战争蹂躏，17 世纪后的欧洲社会出现前所未有的政治空间，让新兴的世俗阶层施展拳脚。特别在英国，当亨利国王解散了全国的修道院后，由于要与法国打仗需要用钱，把从教会没收的土地的大部分卖给贵族、绅士和商人。[15] 当新的地主阶级冒起，富有的商人仕绅很乐于扮演推动世俗社会进步的角色，出资兴办医院因此蔚成风气。这些地方仕绅绝大多数依然信奉基督教，在英国以圣公会为主，在欧洲大陆的日耳曼德语地区则是新教。在法国、西班牙和意大利，天主教依然是国教，但土地和财源早已日渐转移到世俗的贵族地主手中。

无论如何，这再也不是一个需要向教士买"赎罪券"以求消解死后堕入炼狱受罚的时代了。[16]尤其是新教徒，他们相信根本毋须通过天主教会，只需直接在世俗行善，例如捐赠给医院或大学，就可以彰显上帝怜悯恩典。依个人信仰行善，既有助自身的救赎，同时亦是投身于改进人类社会的道德潮流。

波哈维，现代医学教育之父？

上面谈到，在启蒙运动时期，牛顿是伏尔泰等思想领袖的偶像。在前一章，我引述李尚仁提到波哈维（Herman Boerhaave, 1668—1738）这个荷兰医学家。彼得·盖伊说，波哈维是"牛顿最忠实的盟友"。事实亦是如此，当牛顿的万有引力理论在知识界闹得翻天，波哈维在 1715 年出版的演讲录宣称，他与学生尊奉牛顿的理论为解释天体和地球现象的唯一原则。[17]

波哈维在现代医学教育史的地位真是太重要了。惭愧的是，在搜集材料写这本书之前，我不知道有波哈维这个医学教育家，反而丁福保（1874—1952）在 1914 年出版的《西洋医学史》[18]已经提示到他的重要地位。我在《当中医遇上西医：历史与省思》书中提过丁福保对中西医学的识见。丁福保是一个博学的医

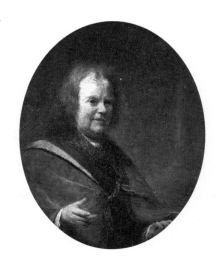

✚ 荷兰医学教育家波哈维

学史家和藏书家，也行医，可惜这本书的主题没有适当的位置写他十分现代的医学思想。

波哈维的基地是荷兰莱顿大学（Leyden University）。在18世纪莱顿大学的医学教育影响不但遍及欧洲大陆，更远至爱丁堡，跨越大西洋至美国。这不是随便说的。吉莉安·赫尔（Gillian Hull）在苏格兰皇家医学会杂志把波哈维的医学教育传承记载得很仔细，我在这儿引述部分：[19]

在18世纪的头40年，莱顿大学的医学教学品质誉满世界。波哈维在这段期间大部分时间在莱顿工作，莱顿大学的崇高地位几乎完全归功于他。多年间他同时兼任医学、植物学和化学教授，临床医学的教学坚持到1738年9月去世之时。作为床边教学的大师，波哈维可以视为现代医学教育的鼻祖。大量的外国学生去莱顿跟他学习，以英国学生为最多。这当中有三分之一是来自苏格兰，而且他的影响力是如此深远，成立爱丁堡医学院的理念就是来自波哈维的莱顿大学模式。这模式继而横跨大西洋，在费城创始了北美地区第一家医学院（按：University of Pennsylvania School of Medicine，1765 年创立）。

波哈维是莱顿大学的医学、化学、植物学教授。那个时代，治病的药主要还是草本植物，但化学知识预示了未来。他是第一个分解出尿素（urea）的化学家，有时也被称为"生理学之父"。（这是本书提到的第三个医学"之父"了！）

我相信他是个好医生（尽管李尚仁描述他与莫尔加尼一样，诊症常是单凭一纸书信），他是一个信奉基督教的人文主义者，座右铭是 sigillum VERI（简单是真理）。在那个年代信奉"简单"的医生，一定比炫耀复杂药物处方的医生更高明。这个座右铭一定也是二百年后另一个医学教育家奥斯勒的信念。奥斯勒爱说，"年轻医生初出道，医治一种病就能开 20 个处方；老医生在告别医务生涯前，却会以一种药治疗 20 种病。"（"The young physician starts life with 20 drugs for each disease, and the old physician ends life with one drug for 20 diseases."）

从莱顿到爱丁堡

莱顿模式从荷兰传到苏格兰爱丁堡。"爱丁堡要建立一所医学院，这所医学院要以莱顿为蓝本。"这个意念来自约翰·蒙罗（John Monro, 1670—1740），他曾在莱顿和意大利帕多华（Padua）学习，后来把儿子亚历山大·蒙罗（Alexander Monro, 1697—1767）送往莱顿，从学于波哈维。爱丁堡医学院在 1726 年成立，亚历山大·蒙罗被任命为创校的解剖学教授。与莱顿一样，爱丁堡医学院的收生宪章声明，录取医学生时无分宗教与政党派别。这在天主教与新教水火不容、保皇党（Tory）与辉格党（Whigs）两党斗争不休的当时，是非常不简单的宗旨。

1729 年，爱丁堡皇家病院（Edinburgh Royal Infirmary）开始兴建，启用之后爱丁堡终于有医院临床与医学院教学结合的完整的医学教育。超过 100 位北美的医学生与医生到来学习，然后把爱丁堡模式带回美洲。1760 年，美国独立革命的一位元老医生本杰明·拉什（Benjamin Rush, 1746—1813，他也有一个"之父"称誉，被视为美国现代精神科医学的创始者）在医学院毕业后曾留学爱丁堡，追随威廉·卡伦（William Cullen, 1710—1790）研习医学，在爱丁堡他热衷阅读波哈维的著述。拉什这样说："波哈维医生教学系统由此为每个费城医生规定了医务的实践方式。"到了下一世纪，费城的各家医学院校被描述为"爱丁堡的儿子、莱顿的孙子"。[20]

爱丁堡医学院（1726 年）和爱丁堡皇家病院（1729 年）的创立，令爱丁堡成为往下一世纪欧洲一个有重要地位的医学中心。它的成立让原本垄断英伦三岛医生培训的牛津和剑桥这两所英国的贵族大学感受到挑战。在 1759 年，一个知名的作家奥利弗·歌德史密斯（Oliver Goldsmith）还是感觉良好地这样比较牛津与爱丁堡的医学教育："爱丁堡让学生接收学识，但牛津常能培育出有学识之士。"（"Edinburgh only disposes the student to receive learning; Oxford often makes him actually learned."）他认为像爱丁堡（还有荷兰的莱顿）的医学教育无疑较为注重实际看病诊治，有利学生毕业后谋生，但是像牛津那样要求长时间学养的浸淫，非爱丁堡的教育模式所能企及。"直截了当一句话：我若贫穷，会把孩子送去爱丁堡和莱顿；若我够富裕，我会把孩子送进我们（英国）自己的大学。"

英格兰人对牛津的良好自我感觉并不能改变一个事实：医院与医学院相结合是未来的趋势。就在奥利弗·歌德史密斯放言高论的时期，英国的体制亦逐步追随它有些瞧不起的苏格兰邻居了。[21]

注

1. 路透社 2015 年 7 月 15 日有跟进评论文章 Bigger May Not Be Better for China's 'Super Hospitals': http://www.reuters.com/article/2015/07/15/us-china-health-hospitals-idUSKCN0PP04420150715

2. World Health Organization. *Are bigger hospitals better?*:http://www.euro.who.int/en/data-and-evidence/evidence-informed-policy-making/publications/hen-summaries-of-network-members-reports/are-bigger-hospitals-better

3. 可参考:https://w.sxisa.org/zh-tw/ 世俗化

4. Norris, P. & Inglehart, R. *Sacred and Secular*. Cambridge University Press, 2nd edition, 2011.

5. Gay, Peter 著（刘森尧、梁永安译），《启蒙运动（上册）：现代异教精神的崛起》，立绪，2008 年，页 24。

6. Gay, Peter 著（刘森尧、梁永安译），《启蒙运动（下册）：自由之科学》，立绪，2008 年，页 28。

7. 可参考:http://baike.baidu.com/view/434806.htm

8. 可参考:https://zh.wikipedia.org/wiki/ 赎罪券

9. 同上。

10. Gay, Peter 著（刘森尧、梁永安译），《启蒙运动（下册）：自由之科学》，页 174。

11. 梵蒂冈广播电台，《天主教历史浅谈【下七】欧洲宗教地理的新局面：第一章 文艺复兴与宗教改革（第十五世纪末至第十六世纪）》:http://www.radiovaticana.va/proxy/cinesebig5/churchistory/storiaconcis/2storia07.html

12. Woodward, John. *To Do the Sick No Harm*. Routledge & Kegan Paul, 1−2.

13. Copeman, W. S. C. The Royal Hospitals Before 1700, in: F. N. L. Poynter (ed.). *The Evolution of Hospitals in Britain*. London: Pitman Medical Publishing, 1964, 27−43.

14. Lindemann, Mary. *Medicine and Society in Early Modern Europe*. Cambridge University Press, 2011, 169；可参考:http://pacs.unica.it/biblio/lesson3.htm

15. Strayer, Joseph R. & Gatzke, Hans W. 著（陆盛译），《西洋近古史》（上），页 168。

16. 同上，页 129。

17. Gay, Peter 著（刘森尧、梁永安译），《启蒙运动（下册）：自由之科学》，页 180。

18. 丁福保，《西洋医学史》，东方出版社，2007 年。

19. Hull, Gillian BA. The influence of Herman Boerhaave. *J R Soc Med,* 1997, 90:512−514.

20. 同上。

21. Woodward, John, 24−25.

第六章

解剖，知识的时代

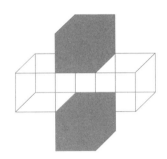

在第四章我们以两个列表作为一个歇息的中途站。来到第六章，以上叙述的人和时代已经有点繁忙，这儿再稍加整理（见 74 页），再向 19 世纪出发。

不可不谈威廉·哈维

以上所述，从医学进步的角度看，明显地缺少了在 St Bartholomew's 服务的威廉·哈维（William Harvey, 1578—1657）。他被当时的人称为伟大的威廉·哈维（The Great William Harvey），被尊崇得像是独一无二的存在。这本书主要不是为了描述伟大的医学家多么杰出，但哈维的重要地位的确不可不谈。他是继维萨里之后的解剖学大师，完整描绘人体整个血液循环系统，单是这一笔就名垂不朽。我更注意的是两点，其一是这位剑桥毕业的医学家改变了内科医生素来对解剖学的轻视。[1] 在哈维之前，内科医生对解剖学的训练没有什么兴趣，因为挥刀解剖对内科行医诊症没有什么用。用刀切割疮患坏肢属于外科的粗活。在 16 世纪，外科医生只是兼做剃头理发的理发师—外科医生（barber-surgeons）。再追溯至古罗马时期，截肢割疮更是卑微的职业，很多时候由稍经训练的奴隶来做。

理发师—外科医生协会成立于 1540 年，英国的皇家外科医学院（Royal College of Surgeons）迟至 1798 年才成立，但内科医生早在 1518 年已获皇家认可成立学院。内科医生多持有牛津、剑桥或欧洲著名大学的学位，言谈优雅博通经纶，解剖对于他们不是高尚的功夫。

其次，在哈维之前的维萨里虽然也是解剖学大师，但旨趣是一般的人体构造，哈维却重视病体的解剖，在解剖中展示有病的器官，从而开辟了全新的医学天地，令解剖知识对内科医生变得吸引：博学的医家把病体解剖的知识与经典学说结合，创造了各式各样、头头是道的医学理论。在哈维之后，著名医学教授在借助解剖学之外，更融会各种新兴的物理、化学知识。大多数看起来头头是道的理论完全经不起时间考验，但病体解剖成为内外科医生都趋之若鹜的"必修"训练，这可说是医学发展的重要阶段。

表演解剖，知识之光

以上这样概括地说哈维的贡献，恐怕读者未必能感受到他在那个时代有多么显赫。1615 年，哈维成为终身的卢莱茵讲座教授（Lumleian Lecturer）。1582 年，皇家内科医学院获得 Lord Lumley 和 Dr. Richard Caldwell 一笔非常可观的捐款，设立这个讲座席位。被委任的医学家每年在特别装修得堂皇庄重的厅堂讲

时间	人物
1520—	马丁·路德（Martin Luther, 1482—1546）
1534—1939	亨利八世（Henry VIII，1509—1547年在位）
1543	哥白尼（Nicolaus Copernicus, 1473—1543）
1543	安德烈·维萨里（Andreas Vesalius, 1514—1564）
1546	
1618—1648	
1687	牛顿（Sir Issac Newton, 1643—1727）
1700—	
1700—	伏尔泰（Voltaire, 1694—1778）
1700—1740	波哈维（Herman Boerhaave, 1668—1738）
1729	亚历山大·蒙罗（Alexander Monro, 1697—1767）
1752	本杰明·富兰克林（Benjamin Franklin, 1706—1790）
1776	
1789	

事件

宗教改革运动及新教兴起。

英格兰教会正式脱离罗马天主教会，自立公教教会（Anglican Church）。亨利八世下令解散全国的修道院。伦敦两家修会管理的主要医院 St Bartholomew's 和 St Thomas' Hospital 关闭。

哥白尼在去世前发表《天体运行论》，挑战以地球为中心的宇宙观。

《人体的结构》精确描绘血液循环，修正了自古罗马时代奉为权威的盖伦经典。

St Bartholomew's 和 St Thomas' Hospital 获御准重启。

三十年战争，欧洲大陆城镇和村庄的医院大多关闭荒废。

提出万有引力理论。

启蒙运动兴起，以知识和理性追求社会进步。

法国启蒙运动旗手推崇牛顿。

荷兰莱顿大学的医学教育影响遍及欧洲大陆，远至爱丁堡和北美。

爱丁堡皇家病院创立。

慈善医院运动传播至殖民地时期的美国，Pennsylvannia Hospital 创立。

美国独立革命。

法国大革命。

学，传播知识之光。哈维是第三位卢莱茵讲座医家。他的讲座同时也是解剖学的示范表演，有由外科医生做示范的后勤人员，每次讲座示范的程序和细节具有严格规定，观众凭票入座。哈维的演讲规定主要用拉丁文，只有小部分是英语，以照顾不谙拉丁文的观众。解剖示范时的衣着、照明的烛台、哈维专用的两根白色指示棒，丝毫不得有误。[2]

皇家内科医学院负责为哈维铺排演出细节，哈维则慎重地订立公开示范解剖的行为守则。他订下的十点原则成为当代所有解剖示范的规条（Canons），其中有些属于技术性原则，例如第 1 条：须先尽可能一目了然地显示整个部位，例如腹部，其次按局部的位置和关系来细分各部分结构；另外亦有些涉及同行的伦理的规条：对于其他解剖学家不予赞美或负面评语，因为所有解剖学家都是表现良好的，偶尔出现的某些错误亦可解释的。

从医学角度，以下这一条应该是最重要的："要指明正被解剖的实际身体有哪些独特的地方。"这就是从普通解剖迈向病体解剖很关键的一步，不同的病体各有独特的解剖发现，这才是开始研究疾病。

除了是剑桥毕业生、卢莱茵讲座医家，哈维还是英王查理一世（Charles I, 1625—1649 年在位）的御用医师，就如柯维萨特是拿破仑的御医一样，地位尊崇（见第三章）。哈维还有一种由英

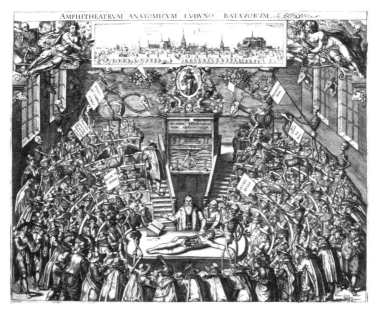

✚ 哈维的解剖学示范表演

王委派的特殊任务，获得授权判辨社会上"女巫"的真伪。在中世纪，女巫是被追猎处死的对象。来到"知识之光"的 17 世纪，英王委任博学之士审视被捕的女巫。哈维参与这些审视工作，曾经判决了几个女人并非真有巫术，让她们得到释放。

据说有一次哈维出游时调查一个被人举报的女人。哈维见到这个"女巫"，并不表露来意，只探问她有何魔法。"女巫"祭出一只蟾蜍，说是灵物，又拿出一小碟牛奶让它喝。这当儿哈维支开"女巫"去买酒，就地解剖了可怜的蟾蜍！"女巫"回来见状大怒，哈维这才表露御用医师身份，解剖证明了这只是普通不过的小动物，并非巫术魔法，反而有依据放过她。

这个故事被后人津津乐道，甚至放大成为知识之光破除迷信的示范，但也有人质疑这只是民间传说，未必真有其事。学者凯西·基尔（Cathy Gere）细心追本溯源考据故事来源，证明确是哈维向友侪讲述的事件，而且当时也有好辩者质疑他的结论太武断：一个女巫有一只假的灵物，并不能推论为女巫不存在！[3]

无论如何，哈维兼具三重尊崇的身份，地位无人能及。不难看出，解剖学真是从此荣登医学殿堂了。

解剖，在医院内

哈维死后，在 1661 年，St Bartholomew's 正式招收医学生。学生到医院听课之外，主要就是为了看解剖示范。[4]

解剖的潮流因哈维而根本转变了。哈维在给法国解剖学家让·里奥兰（Jean Riolan）的书信中说："从割开与解剖一个因痨疾而死，甚或患有某些古老恶毒疾病的人体，比解剖十个被绞刑处死的普通人更能丰富医生的知识。"（"The opening and dissection of one consumptive person or of a body spent with some ancient or venomous disease has more enriched the knowledge of Pyysick [Physick] than the disscetions of ten bodies of men that had been hanged."）[5] 正是因为这重要的观念转变，令医院变成学医的首选地点。医院不单

有病人尸体可供解剖，还有他们死前的病情记录可供对照。

　　寻找尸体供解剖之用从来也是个很大的难题。在哈维之前最伟大的解剖学家维萨里出生于比利时的医生世家，他熟读古代的盖伦经典后，很不满意其中理论多是基于动物解剖的，特别到先进的巴黎学医，但那儿的课程也完全没有人体解剖实习。他杰出的人体解剖知识完全是自学的，尸体来自16世纪初的法国坟场和藏骸所（charnel houses）。[6]

　　在法国大革命之后，世俗化的政府大力推动改革，令巴黎的医院成为大型教研基地，医院病床规模比英国的志愿医院大数倍，病人来者不拒，代价是身体要成为医学教材，在病床上是活教材，死后则是解剖教材。病人身体变成医学材料，这也是本书前面提到的福柯对法国"临床医学诞生"的批判重点之一。英国的医生为了得到实际的人体解剖经验，对19世纪初的巴黎更加趋之若鹜。在1828年，至少有200名为学习解剖而来的英国医生住在这个城市。[7]

　　在英国，尽管哈维把人体解剖带到医学殿堂，St Bartholomew's Hospital亦开始在医院里教授解剖，一般的志愿医院并不那么乐意成为解剖尸体的地方，即使是开明进步的爱丁堡皇家病院也不例外。一个赞助人向管理爱丁堡皇家病院的人员指出："医院不可容许为了轻浮的好奇心，或是只为了让医院成为学校，而把死去的病者用作解剖示范。"[8] 原因可以理解，这些医院大都由慈善人士捐助创立，初衷是救助贫病者，不是要利用他们的尸体推进医学。

解剖教材难求的问题，来到 20 世纪世界各地仍难以解决。瑞思（G. B. Risse）在 *Mending Bodies, Saving Souls: A History of Hospitals* 的前言中说了个亲身经历的小故事，他在阿根廷念医学院，一年级学解剖，恰逢尸体奇缺，解剖学的助教怂恿他："你不如走远一点去 Mercedes 善终院，给停尸间主管一点钱，求他让你借用尸体吧。"

瑞思真的去了善终院找尸体，但这却成为创伤性的记忆："这个善终院在我小时候是个令我觉得神秘着迷的地方。这次进内，却并不是只到停尸间，全院每个角落也踏遍了，那些声音气味，那些像万花筒的病人，一些只管喃喃自语，一些见到我手臂上折叠好的医生白袍就有反应，有人问我要钱，有人急急走避。不用说，我的解剖练习进展不佳。与医学院解剖室内经过防腐剂处理的尸体不同，在这儿我切下去的第一刀，就见到流血。这趟在 Mercedes 善终院亲历的世界，永远成为我一生的记忆。"[9]

解剖用的尸体

本书初稿写到上一节，是 9 月 20 日。清晨起来，从网上恰巧浏览到一篇文章，其中有一手资料缕述从 1700 年至 20 世纪初的医学解剖状况，包括从牛津和纽卡斯尔等地区考古出土的医学解剖遗体记录。[10]

前面提到，在哈维的公开解剖示范时期，主流的解剖是用死囚尸体。在 1800 年之前，医学解剖用的尸体，没有几具是经过死者本人或家人同意捐赠的。当解剖变成医学生和年轻医生渴求的实习训练，死囚尸体便供不应求。1636 年，英王查理御准扩大可供牛津大学使用的死刑犯来源，牛津城方圆 21 英里地区内处死的罪犯尸体可供大学使用，但新措施仍未可解决尸体普遍难求的问题。

法官在判处死刑时，可以同时建议尸体供大学解剖使用，但悲恸的死者家属难以接受，阻挡尸体送往大学的事件此起彼落，甚至酿成暴动。1752 年通过的《谋杀罪法案》（Murder Act）规定伦敦的外科医生组织在解剖死囚尸体时，要开放给公众。

大约在 1740 年之后，小型的私立解剖学校纷纷设立，显然医学生和医生付费解剖尸体已成为一盘生意。在 1826 年，伦敦的 12 所解剖学校只有 4 所设在医院内，8 所是私立。这些小型的私立解剖学校在 1870 年后渐渐式微，被大学在医院内设立的医学解剖学校取代。有点讽刺的是，根据波因特（Poynter）的研究，私立解剖学校的解剖教学质素往往胜过医院内的解剖学校。[11]

私立的解剖学校跟 18 世纪兴起的慈善医院有密切的合作关系。慈善医院收容的病人如果无亲无故，死后的遗体就任由医院处置，卖给解剖学校可以补贴医院有时紧绌的开支。这不是坏事。在这种共生关系存在之前，不少尸体是从盗墓贩卖得来。这些盗墓者甚至有个好听的称号，叫作"死人复活者"（Resurrection Men）。尸体有价，甚至杀人卖尸也不是罕闻。

上面提到从牛津和纽卡斯尔等地区发现的医学解剖遗体，其中一批在 20 世纪 90 年代才出土，经考古学研究发现，有些尸体不仅用作一次性的解剖教学，也给外科医生练习用刀和用锯的技艺，例如尸体四肢有重复的锯痕。有些尸体被切件，给医生们学习使用，解剖之后，切件竟被调乱，马虎地并归一起下葬。从这些考证发现显示，在庄严的解剖示范背后，还有一个颇为凌乱的世界。[12] 这也让我联想到，今天从台湾慈济医学院创立的"大体老师"观念，推动公众捐出遗体供解剖教学，又教育年轻学生尊重死者，真是有心意的时代进步。

要解剖，还要临床

史学家曼格那（L. Magner）对 18、19 世纪的医学传承有一句煞风景的话："在哈维发现血液循环的两百年之后，医学权威们依然指导学生以放血法医治出血病人，直至病人晕厥为止。"（"Two hundred years after Harvey discovered circulation of blood, medical authorities were still instructing students to treat hemorrhage by bleeding to syncope."）[13] 哈维在 1628 年发表《关于动物心脏与血液运动的解剖研究》，说明心脏供应血液到肺部与供应全身其他器官组织，是通过封闭式的双循环系统。依基本的推理，在一个封闭式系统，血液容量有限，病人本身已在失血，怎会以放血医治失血？但是理论教条积非成是一千多年，要主流医学接受病床边的客观观察才是有用的知识基础，还需一段时日。

查尔斯·纽曼在记述医院的解剖教学历史时，就有一点这方面的轻微感慨。他说，解剖教学的兴盛也有副作用：它夸大了解剖躯体对学习医治病人的重要性。他认为，切实的医学教学应该是在病人床边的教学和巡房。[14]

依阿斯舒勒（Altschule）观察，在 17 世纪，重要的医学家有两个主要派，一派以哈维为代表，强项是科学观察与研究，特别是解剖学，新知识让启蒙时代的人振奋，但在当时对临床并未有实在影响。另一派是托马斯·西德纳姆和他的追随者，坚持以小心积累的临床观察推进医学进步。[15]

在第三、四章我提及莱顿的波哈维，他是床边教学模式的教育家典范。纽曼认为医院巡房教学的起源，可以追溯至 17 世纪

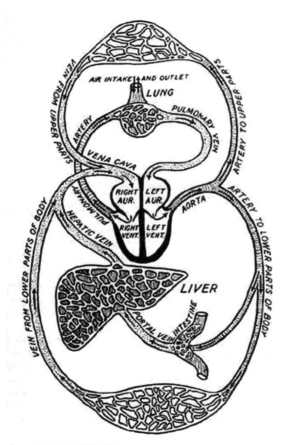

➕ 哈维的血液循环图

60 年代。先是弗朗西斯·西尔维斯（Franchiscus Sylvius, 1614—1672）在 1664 年前后把床边教学引进莱顿。他去世后，波哈维在莱顿学医的学生蒙罗·普里莫斯（Monro Primus, 1697—1776）则把这模式吸纳到他参与创立的爱丁堡医学院。[16]

床边教学从荷兰莱顿到苏格兰爱丁堡经过了三代传承，但追寻起点的话，似乎还要算上托马斯·西德纳姆，早在 1661 年或更早以前，他就是这样带学生到病床边教学巡房的。西尔维斯似乎是听闻西德纳姆的方法，而采用这模式引入莱顿。[17]

下一章再详谈西德纳姆这个人物。值得一提，在他实践床边教学的年代，听诊器还未出现。

注

1. Poynter, F. N. L. *The Evolution of Hospitals in Britain*. Pitman Medical Publishing, 1964, 172‑192.

2. Power, D'Arcy. *William Harvey: Masters of Medicine*. T. F. Unwin, 1897, 39‑69.（电子版本可从书站 www.gutenberg.org 阅览。）

3. Gere, C. William Harvey's Weak Experiment: The Archaeology of an Anecdote. *History Workshop Journal*, 2001, Issue 51, 19‑36.

4. Poynter, F. N. L., 190.

5. Altschule, M. D., 62.

6. 同上，页 58‑9。

7. Dingwall, R., Rafferty, A. & Webster, C. *An Introduction to the Social History of Nursing*. Routledge, 1988 (reprinted 1993), 22.

8. Risse, G. B. *Mending Bodies, Saving Souls: A History of Hospitals*. Oxford University Press, 1999, 255.

9. 同上，Preface xiii。

10. Mitchell, P. D. & Boston C. et al. The Study of Anatomy in England from 1799 to the Early 20th Century. *Journal of Anatomay,* 2011 Aug, 219（2）: 91‑99. Published online 2011 Apr 18.

11. Poynter, F. N. L., 199.

12. Mitchell, P. D. & Boston C. et al.

13. Magner, L. *A History of Medicine*. Dekker, 1991, 206.

14. Poynter, F. N. L., 199.

15. Altschule, M. D., 3.

16. Poynter, F. N. L., 194‑5.

17. Poynter, F. N. L., 194‑5.

第七章

医学家的革命门生

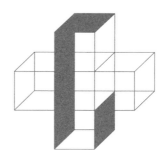

　　上一章的主角是威廉·哈维，他是伟大的医学家。然而在历史上，促使医院和医生们采纳医学新知和新思维的先锋力量，却不一定就是医学家本人。

　　启蒙运动的一些政治人物本身也是医生，影响力横跨医学与政治体制。其中有两个政治人物特别值得记上一笔。他们各有一个倾心追随的医学家老师，后来同样建立亦师亦友的关系。两位医学家老师各以医院为基地，推动临床观察，教育了出色的下一代医生，并且令医学脱离臆想式的理论。

　　两对"师友"，一对在 17 世纪，一对在 18 世纪。17 世纪先导者，便是上一章末出场、来自英格兰的医生托马斯·西德纳姆，而他的门生是伟大的政治思想家约翰·洛克（John Locke, 1632—1704）；18 世纪那一对是苏格兰爱丁堡的威廉·卡伦（William Cullen, 1710—1790）和他的美国门生本杰明·拉什（Benjamin Rush, 1746—1813）。在第五章记述荷兰波哈维时，也稍为提及卡伦和拉什。

约翰·洛克，政治思想家门生

　　洛克是一位影响世界深远的伟大政治思想家，又是行医的医生。他是牛津的毕业生，于 1658 年获得硕士学位。牛津教育重视古典修养，但洛克从大学初期已嫌古典哲学太陈旧乏味，自己研读法国笛卡儿的理性主义（rationalism）哲学，然后又旁及医学。因为博识又懂医学，他结交了一位在政坛甚有地位的伯爵 Anthony Ashley-Cooper（封邑于 Shaftsbury，称号 Earl of Shaftsbury），更住进了伯爵于伦敦的住所，兼任他的个人医生。

在这时期，洛克跟随西德纳姆研习医学，深受西德纳姆在自然哲学上的概念影响。西德纳姆坚决以观察和经验为医学基础，反对空谈古典也不相信夸夸其谈的医学理论能对诊治病人有真正裨益。这是纯正的经验主义（empiricism），后来反映在洛克的知识论名著 *An Essay Concerning Human Understanding* 里。

洛克的政治思想详见于 *Standford Encyclopedia of Philosophy*，这并不易读；较为明晰扼要的概述见于维基百科"约翰·洛克"一条，其中展示约翰·洛克的政治哲学如何启迪后世，亦属中肯。洛克主张君权并非神授，人民有天赋的自然权利，而宗教应对异见宽容。这些现代社会视为基本的原则，在 17 世纪是十分前卫的，名副其实地是启蒙的思想。洛克更提出当时可称激进的"社会契约论"（social contract theory），主张政府的存在与正当性，是基于它尽责保障人民拥有生命、自由和财产的天赋权利，若然政府破坏与社会的契约，则可以被推翻。他的政治主张影响了法国大革命前的伏尔泰和卢梭，以及苏格兰的启蒙运动；"人民有天赋的权

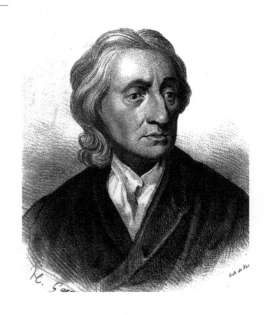

✚ 政治思想家洛克

利"更写进美国独立宣言。洛克因而被视为启蒙时代最具影响力的思想家和自由主义者。[1]

17世纪是英国政治巨变的时代，欧洲大陆新教崛起，潮流淹至英国，连之前16世纪亨利八世脱离罗马教廷自立的英国公教（见第五章）也受到动摇。1649年，英王查理一世遭斩首，之后英国经历短暂的联邦体制时期（Cromwell Commonwealth），在查理二世恢复帝制后，又迎来詹姆斯二世的残酷统治。

在这个世纪大部分时间，英国人民分裂为两个主要党派：保守党是保皇党，一般尊奉英国公教，思想保守；辉格党则多是议员、新教徒和鼓吹自由的一群。洛克成长于新教徒的辉格党人的家庭，本来也是新教徒和自由派，但后来不能忍受激进的新教徒一边鼓吹自由，一边残酷地压迫（主要是爱尔兰的）天主教徒，到晚年改为信奉英国公教。他的著作《论宽容》不是书房里哲学家的空想，而是面对充满暴力宗教迫害的时代长期的思考。[2]

西德纳姆在主流之外

西德纳姆比洛克大八岁。他身处的医学界，与政圈和社会上的宗教派别一样，同样严重撕裂。大多数医学界领袖是保皇党人，西德纳姆却是一个坚持支持议会力量的辉格党尖兵。

根据描述，西德纳姆常直言不讳、好辩而词锋尖锐，甚至可说是性格辛辣。与洛克一样，他入读牛津，但没有变成绅士，只读了一年后便辍学从军，退役之后也不回头再进牛津。对于有志习医一心倾慕牛津的年轻人，他讽刺地说："我不会建议任何人去牛津受训成为一名医生，如果去牛津受训当个鞋匠倒是可以。"牛津的造鞋匠确也是知名的，其标准款式流行至今天。

告诉大家一个小故事：一个学生带着介绍信到来，请求西德纳姆收他为临床门生，介绍信中满是对这个年轻人的赞美，形容他为"成熟的学者，一个好的植物学者和熟练的解剖学者"。西德纳姆读了，嗤之以鼻："这也算不俗，但还不行！解剖学、植物学？没有太大意义的啊，先生！我认识一位在 Coventry Garden

打理花园的老妇人，她的植物学知识一流；至于解剖学，一个屠夫也可以漂亮地解剖关节。不行，年轻人，这些知识都是身外物。你必须走到病人床边。只有在这里你才可以学医。"[3]

从这个小故事可以见到西德纳姆是如何看重临床观察，甚至于轻视被他视为与临床无关的知识。不要忘记，当时是哈维把解剖学提升至医学殿堂学问的年代，西德纳姆明显地与潮流格格不入。西德纳姆一生中也没有如哈维那样，进入 St Bartholomew's 这些主流的著名医院工作。他桃李满门，却没有在大学担任教授。这或反映了那个时代英国大学与医学教育视野的局限：爱丁堡承继莱顿的崭新医院教学模式尚未出现，牛津和剑桥则自负地固守传统，尚未意识到，欠缺医院临床、偏重经典与解剖的医学模式，已经大大落后于欧洲大陆。

在治疗用药方面，西德纳姆同样属于非主流。他对传统的滥用药方极其不以为然。在他的时代，大多数医生尊奉重内科学院编制的权威药典，按照内容和原则照搬处方，往往缺乏对个别病人确切的诊断，更常常不合理地用繁复的药方（polypharmacy）。西德纳姆冷然看待权威的药典，认为它的价值不大。他搜集个案说明，有钱人看了时下医生，服下许多复方，治疗结果每每比无钱服药的病人还不如。[4]

这令我们又想起前面谈过的柯维萨特和奥斯勒。在医学史

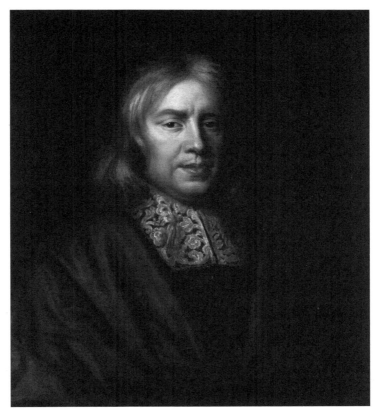

✚ 西德纳姆

上，重视床边观察、细心诊治的好医生，不会为当代的主流医学理论沾沾自喜，反而会尊重临床实践总结出来的发现。

西德纳姆的医学贡献，要到很晚才被认同，剑桥在 1676 年给他颁发医学博士学位时，他已 52 岁。他死后，却又有人推崇他为"英国医学之父"。

西德纳姆的名声是经洛克在欧洲大陆宣传，名声远播再传回本国。洛克服务的伯爵 Ashley-Cooper 于 1672 年曾被指派为英国大法官，是他政治生涯的巅峰，洛克亦追随参与政治活动。然而，不久之后伯爵失势，洛克亦要离开英国，避居法国期间影响了启蒙运动时代领袖们的思想。到政治情势稍微好转，洛克又返回英国，但到了 1683 年，他被指涉及行刺查理二世的阴谋（虽然没有证据证明他直接参与行刺图谋，但这让我们联想起第二章何启医生与孙中山革命党人的关系）。最后洛克逃亡至荷兰，在当地撰写和修订了生平的重要著作。

洛克先后两次避居欧洲大陆，多年间到处旅行访问。所到之处，必向当地医学界热情推介西德纳姆的医学，令西德纳姆的医学观点在莱顿等地流传。波哈维和他的老师皮特凯恩（Pitcairne）都热心推崇西德纳姆的临床观察方法和在病房床边的医学教育。[5]若不是有洛克这样影响力巨大的门生，身在主流医学之外的西德纳姆未必会得到恰当的历史评价。

卡伦在爱丁堡

威廉·卡伦比西德纳姆晚 80 多年出生，两人有相似之处：父亲都是律师，医学训练都不是来自贵族名校，医学思想都是极为注重临床观察。卡伦成名后加入爱丁堡大学，有朝气勃勃的医学院和新创立的医院作为行医教学基地，影响力因而比西德纳姆大得多。他是病症分类学（nosology）的大师，同时也是研究药品与化学的博学家，著作上下两卷《药典》（*Materia Medica*，这有些像中医学的《本草纲目》），成为欧美医生的标准参考书，达 40 年之久。

爱丁堡的卡伦成为从世界各地慕名而至的医学生与年轻医生崇拜的老师。他的教学方法创新，强而有力。在那个时代，他可能是最早以英语而非拉丁文教授医学的人。

他用的课本不是传统经典，却是个人埋头精铸的医学教学笔记。两卷《药典》最初也是他的教学笔记，因为内容精要而且广博，课堂使用的材料竟然在他毫不知情时被人擅自在伦敦出版。

愤怒的卡伦请教他的老朋友威利·亨特，请他咨询律师意见代为处理。亨特会见了两个盗用版本出书的年轻人，确认他们并无恶意，回复卡伦：“目前你有两个可行之途：如果你觉得这本已出版的书毫无价值，那就请律师尽一切合法手段禁止它的发行；要不你可以要求出版商付给你全部应有的费用，另外要求他捐赠一笔金钱给大学或学院的图书馆，或者皇家医院。”

卡伦选择了后者。书经授权后继续卖，换上新的封面设计，也作了一些修订。到了第二版，卡伦在序言表示，希望有一天自己能编写一个全新的版本。

这个心愿要到 1789 年、他死前的一年才兑现。1786 年，他的妻子去世，他以忧郁的心情，在漫长冬天的每个晚上逐页重写全书。[6]

温和用药

上面提到，西德纳姆对当代医生炫耀药典知识，滥用繁复药方治病，十分不以为然。他以独特的嘲讽风格这样说："对一个城镇来说，一个小丑到来比 20 头驮负药物的驴更为有益（健康）。"[7]

卡伦是药品学的大师，他治病用药的方针却像西德纳姆一样，倾向温和。他在爱丁堡的医务是双线并行的，小量病人在爱丁堡皇家病院治疗，这些多是慈善性质和教学相关的服务，病情较为急性或者严重。私人诊症方面，与第四章描写那个时代其他著名顾问医生一样，多以书函方式进行。他一生的文书记录井井有条（他的授课笔记如此容易被直接盗用出版成书也与此有关），爱丁堡皇家内科医学院保存了他的诊症书函，有好几千封。[8]

1781 年 6 月 15 日一封致贵族大人的信有这两段：

> 认真考虑到大人过往和现时的病征，它们几乎完全属风湿性。法官大人现在应该尽快到乡郊生活，在天气和其他情况允许之下，多呼吸新鲜的空气。他可以时常到户外走动，但以这种方式锻炼应该是温和的，永不要弄得浑身发热或者过于疲劳。在任何情况下最重要不可遇寒，在任何时间大人也不可遗下他的法兰绒背心，至少在身体的任何部分有疼痛或僵硬感觉时要穿好御寒。

> 希望空气和温和运动可以令病征快速消散，但也须恰当地注意饮食。每天早上大人可能需要一大杯或两杯新鲜榨取的牛奶乳品，大约总共一品脱，其中半品脱可以清早饮用。

从这些书函可见卡伦的处方不多用药，反而擅长指导饮食、运动、旅游作息等一般的健康生活建议。[9]

书函及病案记录亦显示了，虽然卡伦用药知识广博，他的处方也离不开当时仍然流行的传统放血疗法。在住院的发热病人当中，四个就有一个放血，呼吸病患更是近半。此外，亦多使用 Ipecac 一类药物诱使呕吐，即所谓 "发热宜饥"（starve a fever）。

卡伦说："明显不过，放血是最能放缓病人整体活动的手段，尤其是与血液系统相关的病。"从临床表面观察亦看似如此：一下子放掉 4 至 8 盎司的血，病人反应放缓，脸孔不再发红，疼痛反应减弱，安静能睡！[10]

美国门生本杰明·拉什

卡伦对学生的感染力大，学生众多而且对他崇拜至极。就像约翰·洛克在欧洲大陆宣扬西德纳姆一样，卡伦也有一个有政治能量的学生本杰明·拉什，令他的声名在美洲大陆传扬。拉什可能是卡伦的年轻医生学生当中，在历史上最著名的一个。他在爱丁堡学习后，返美国费城行医，参与美国的独立革命，成为开国元老当中一人。

1784 年他写了一封信给已渐年暮的老师：

亲爱的朋友：

　　我想向你表达从你给 Mr Dobson 的亲切来函得到的快慰。它又重燃了你 1766 年和 1768 年激励我对科学的一切热忱。（信件以下详述美国近期的本地新闻，和在军事医院治疗破伤风直至病疫结束的情况。）你的书的开卷篇已经成为这儿政府和人民的一部分。最后一卷行将在这城市出版，在几天内就会公布。我希望不列颠的国王陛下不会听到这段消息吧，否则可能连累你作为苏格兰的御医的薪水也不保；国王陛下会发现，这（书的出版）对苏格兰实在不尽公道，他可能永远也不原谅（你）这个人，教识一群不知感激的（美国）子民如何以医学恢复健康和延长寿命，说不定因此削弱了自己（前宗主国）的力量。[11]

西德纳姆与威廉·卡伦的医学思想颇多相似之处：极为注重临床观察，有点像植物学家为物种分类那样，把能被描述的病症（如不同种类的发热）尽量客观分类，但两人想法也有一个重要的迥异之处：卡伦与其他著名医学教授（例如波哈维）一样，致力借用生物、物理、化学等领域的一些新发现，引申演绎，试图建构出能统一解释所有疾病的机理。波哈维认为人体生理全是由复杂的管道系统维持，像供水和排水系统那样，畅通则健康，阻塞则病。卡伦则采用生物学新兴的神经兴奋状态（excitability）的概念，主张疾病是由神经过度兴奋（nervous excitation）所致。西德纳姆却是笃信实践有几分观察就下几分结论的经验主义，不着重医学理论。[12]

本杰明·拉什早年崇拜波哈维的文章，到爱丁堡就服膺于卡伦的医学理论。他回美国后，先任化学教授，后来独立行医，晚年再获宾夕法尼亚大学委任为"医学理论与实践教授"。他亦创造理论，把波哈维与卡伦的学说糅合，主张疾病的根源（包括精神病）是各器官血管的紧张状态失衡，太紧张（hyper-tension）即生病。Hypertension 一词现今是指高血压。在 18 世纪的医学理论它是泛指发热等一切看似兴奋的病征。

可以想象，攀附在生物、物理、化学现象的伟大医学理论，直觉上可信，在实际医务上也很可能唬住启蒙运动时代喜爱科学新知的病人。然而在伟大理论背后，诊病用药是否得宜，却是另一回事。本杰明·拉什在政圈中声名很大。他是一个关怀社会的改革派医生，促进改善精神病人的治疗环境，大有贡献；在 1793 费城发生可怕的黄热病瘟疫，每十个市民就有一个染病，拉什没有像其他医生那样离城避疫，坚持留下来为市民诊治，但他以无实证的理论行医，使用大量含水银的泻剂，加上大量为病人放血，下手很重，病人死亡个案也不少。

注

1. Standford Encyclopedia of Philosophy. *John Locke*: http://plato.stanford.edu/entries/locke；另可参考：https://zh.wikipedia.org/zh-hk/约翰·洛克

2. Standford Encyclopedia of Philosophy. *John Locke: Locke and Religious Toleration.*

3. Altshule, Mark D., 30.

4. 同上，页 16。

5. 同上，页 35。

6. Passmore, R. *Fellows of the College of Physicians in Edinburgh during the Enlightenment 1740–1790*. Royal College of Physicians of Edinburgh, 2001: www.jameslindlibrary.org/.../william-cullen-1710–1790

7. 可参考：http://izquotes.com/quote/181615

8. The Consultation Letters of Dr. William Cullen (1710–1790) at the Royal College of Physicians of Edinburgh: http://www.cullenproject.ac.uk/Cullen

9. The James Lind Library: http://www.jameslindlibrary.org/articles/william-cullen-1710–1790

10. Risse, G. B., 247–9.

11. The James Lind Library : http://www.jameslindlibrary.org/articles/william-cullen-1710–1790/

12. National Park Service. *Benjamin Rush and the State of Medicine in 1803*: http://www.nps.gov/jeff/learn/historyculture/medrush.htm

第八章

医生在医院干什么

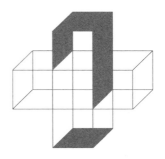

完成第七章后，本书已差不多来到一半。在第四章的末段有
一个将医学人物排序的简表，我在此加进第五至七章的人物，并
添上他们的中文译名：

医学人物	生卒年份	译名
Andreas Vesalius	1514—1564	安德烈·维萨里
William Harvey	1578—1657	威廉·哈维
Thomas Sydenham	1624—1689	托马斯·西德纳姆
John Locke	1632—1704	约翰·洛克
Herman Boerhaave	1668—1738	赫尔曼·波哈维
Giovanni Battista Morgagni	1682—1771	乔瓦尼·巴蒂什·莫尔加尼
William Cullen	1710—1790	威廉·卡伦
Joseph Leopold Auenbrugger	1722—1809	约瑟夫·列奥波·奥恩布鲁格
Antoine Lavoisier	1743—1794	安东万·拉瓦锡
Benjamin Rush	1746—1813	本杰明·拉什
Jean-Nicolas Corvisart	1755—1821	让-尼克拉·柯维萨特
Rene Theophile Laënnec	1781—1826	勒内·泰奥菲尔·雷奈克
Florence Nightingale	1820—1910	弗罗伦斯·南丁格尔

William Osler	1849 — 1919	威廉·奥斯勒
Sir Ho Kai	1859 — 1914	何启爵士
Richard Cabot	1869 — 1939	理查德·卡波
Teresa of Calcutta	1910 — 1997	德兰修女（德蕾莎）

一点题外话：读医学史的中文材料，我有点抗拒那些难记的翻译人名。像艾萨克·牛顿（Newton）那样的大名当然不是问题，约翰·洛克可以；读到盖伦和卡伦已经怕会混淆。Foucault 在大陆是福柯，在台湾是傅柯；Herman Boerhaave 大陆译作赫尔曼·布尔哈夫或布尔哈弗，台湾译作波哈维较易记，但波哈维（Boerhavve）和哈维（Harvey）的中文看来像亲戚！有些地方，当法国和德国人物名字一块出场，像莫尔加尼（Morgagni）遇上奥恩布鲁格（Auenbrugger），实在是眼花缭乱。

最后我决定用港式中英夹杂行文。前面数章描述了多位堪称伟大的医生，如果读者细心，就会察觉，虽然 16 世纪已见到科学革命的启端，17、18 世纪已是启蒙时代，18、19 世纪世俗化的慈善医院兴起，但一些基本的床边诊断工具是很晚才出现的。这儿根据 Clifford A. Pickover 著的《医学之书》[1] 摘取几个重要坐标，表列如下。

医学工具/方法	发明年份	发明人
脉搏测量表 （用秒表数脉搏）	1707	约翰·费洛耶（John Floyer）
叩诊法	1761	约瑟夫·列奥波·奥恩布鲁格 （Joseph Leopold Auenbrugger）
听诊器	1816	勒内·雷奈克（Rene Laënnec）
血压计	1881	塞缪尔·冯巴施（Samuel Siegfried Ritter von Basch）
心电图	1903	威廉·艾因特霍芬（Willem Einthoven）
X光 （1914年才应用在诊断上）	1895	威廉·康拉德·伦琴（Wilhelm Conrad Röntgen）

病人在慈善医院

英国有很好的保存医院历史资料的传统，专门论述慈善医院的学术书和普及书籍都不少，但我认为最可读的综合描写，却是在一个网页见到的，写的是伦敦18世纪的情况。[2] 以下是数段意译：

虽然两所最古老的医院（按：即 St Thomas' 和 St Bartholomew's Hospital）可以追溯到中世纪，大多数（慈善医院）是 18 世纪成立的，源自相关的社会慈善组织。这些医院对病人入院各自设立限制，有时可能弄巧反拙，但无论如何有助于这世纪下半叶伦敦人的生活改善。到 1800 年，伦敦医院每年照顾约两三万名病人，在伦敦诞生洗礼的记录人数（自中世纪以来）是第一次超过死人墓葬数目。这些慈善医院仍未失却中世纪时期的救济心怀，除了试图治愈身体的疾病，也关注病人的道德和精神健康。

各医院收容病人的准则不同，一致的是，它们从来并非来者不拒的。极少医院肯收容有传染性的病例，大多数拒收性病，或是对这等病人收取特别高昂的费用。只有两所皇家医院（按：还是指 St Thomas' 和 St Bartholomew's Hospital）肯接纳发烧病人，而只有 Guy's 和 Middlesex Hospital 会接收 "无可救药"（incurable）的严重病者。

病人入院通常需要符合以下的其中数项条件：有总督或医院赞助人的推荐书；一份病人的请求书；能预支费用；有保证人担保支付殓葬费。在大多情况下，院费由朋友和家人，或教区支付，极度例外情况下可得医院豁免。担保人可以是教区或病人的雇主，伤兵或海员则由军官担保。大多数医院患者来自中下阶层，因为富有的伦敦人求医的首选是请医生到家中诊治。

18世纪医疗仍受到各种不正确的诊断局限，古典的体液学说依然当道，无论在医院内或在家中诊治都一样。手术麻醉近乎没有，能做的主要局限于截肢和膀胱石切除术。医院所能提供的反而是食物、一张床、基本药品和身体外部的治疗。

虽说是医院，内部环境常常是不卫生的。病人常要二人共用一张床，床虱很常见，斑疹伤寒等传染病容易传播。医院的改革者 John Howard（按：他受政府委托巡查了伦敦所有医院提交报告）在1789年批评："很多病房连基本的髹墙也不做，从来不洗地板，闷不透新鲜的空气，更存在各种有害的偏见和操作。"

尽管有各种不足，医院的死亡率还是较低（一般低于10%），大多数患者能痊愈出院。也许这并不奇怪，考虑到那些被视为无可救药或患有传染性疾病的病人多不被受理，进行的手术也只有几个。在18世纪，大多数的伦敦人是预期在家中去世的。

在这个时代（按：指宗教改革和启蒙运动时期），有些创办人也把改革的热情反映在医院广泛的（教化）功能上，病人经常要承受道德和性灵的洗涤照顾。病人入院要预期为病房干活，以及接受宗教教育。入住过 London Hospital 的病人，在出院时须写信致谢医院委员会，并亲自到他们的教区教堂，感谢神为他们治病。医院设有规则禁止没有通行证就擅自离开医院范围，并且会处罚那些被抓到说脏话、诅咒、酗酒、偷窃和有失礼行为的病人。

这些规矩明显不能获得所有病人遵从。有些会跑掉，有人因不良行为被逐出院。在入院方面，病人也懂得滥用制度，以各种谎话，把个人的状况和个人病史叙述得合乎入院资格，例如隐瞒怀有身孕，或患有天花、发烧或性病，当他们觉得身体好转，就自作主张出院。规则和规章限制多，穷人偏偏学会钻空子，以求得到需要的照顾。举个例子，那么多的机构结果还是要照顾很多性病病人，尽管治疗他们无论在道德方面或昂贵的治疗成本都并非院方所乐见的。

从其他参考资料，还可以为以上的叙述补上两笔。第一是慈善医院收容病人的准则，是根据一个称为"值得帮助的穷人"（deserving poor）的品格分类，有些医院简单区分两类，值得（deserving）与不值得（non-deserving），有些细分为数个等级编配入院优次。这是启蒙时代的社会进步理想：勤劳工作的人值得帮助，品格良好的人值得帮助。教区或雇主担保人就是担保品格。

其二是医院的财政赞助人也并非单纯在行善，他们各有实际的好处。例如有推荐自己的工人入院的权利，这有点像以赞助经费来为自己的家仆或工厂的员工购买医疗保障。在俗世社会，无论政客、改革家，或是商人仕绅都已认识到，经济生产与劳动者的健康有密切的实际关系。

谁在医院工作？

前文提过，病人在慈善医院（主要是修道院的设施）的病房是要动手干活的，而医生在医院的角色也并不占有重要位置。那么，是谁在慈善医院工作？依波因特在 *The Evolution of Hospitals in Britain* 书中的描写，在 16 世纪之前，英国的医院几乎没有医生在里面工作，修道院的修士和修女各司其职，男性管理账簿财务以及医院内如弥撒等宗教活动，修女管理病房，包括病人的饮食卫生，粗活另有仆人负责，身体状况许可的病人做清洁工作之外也要护理其他病人。"护士"主要是一些边学边做的助理。

谁负责处方药物？在 13、14 世纪，教会遣派修士去东罗马帝国及阿拉伯国家学医术，阿拉伯的临床医学在中世纪一段长时期比欧洲进步，穆斯林医院比欧洲的医院更有规模。有些修道院医院（包括后来修道院被国王解散后成为皇家医院的 St Thomas' 和 St Bartholomew's）的记录显示，偶尔会有些医生受聘每周到院几次，诊治病人。

在 17 世纪以后，世俗化的慈善医院陆续聘用受过正式训练的医疗人员。这时期，医院的医生数目仍是不多，而以皇家医院的医生较为有地位。伟大的医学家威廉·哈维在 1607 年获颁内科学院院士（Fellow of the College of Physicians）后，应聘为 St Bartholomew's 的主管医生（Physician-in-chief），年薪 33 镑，是显赫的例子，但他最伟大的贡献在人体解剖学而不在诊治病人。

即使在 18 世纪，一般的志愿医院并无皇家医院那些齐整的编制。古代慈善医院尚有按到院服务支付内科和医生的传统，新兴的世俗化志愿医院却常常是完全不支付服务费用给医生和外科医生的。医生到医院工作，是以荣誉委任身份。这是有光彩的社会荣誉：只有极少数医生得到志愿医院的赞助人青睐，能获得荣誉委任。（在第三章我们见到柯维萨特抗拒医院的赞助人规定医生戴上假发工作，宁愿放弃难得的医院医生职位。）这荣誉医生身份也有实际的权益：他可以把学徒带到病房学习，而学徒是私人付费的。有学术兴趣的医生也可以借病房的大量病人做研究和搜集临床病案，丰富学识。

在病人看来，内科医生、外科医生和药剂师都是他们的"医生"。三者之中，以药剂师的地位最低微，每天做治疗上的粗活，按内科医生指示为病人进行放血、刮痧、灼泡（blistering）、拔罐（cupping）等治疗，也为外科医生准备手术器具，还有一般的清洁、文书，甚至协助收费。药剂师的社会地位，要到 19 世纪初的英国，才经立法规范而打破医生的自我优越感，对其形成一点点专业的威胁。

在医院里，内科医生与外科医生的地位也有高低之分。外科医生未经内科医生的批准是不能使用各种内服药物的，连截肢及其他主要的手术中程序也须事先批准。[3]

St Thomas' Hospital 没有聘任很多像哈维这般显赫著名的医生。它在 12 世纪由 St Augustine 修士成立之初，是收容贫苦无依的人为主，不像 St Bartholomew's 那样，自创立便开宗明义是为收容有病的人。即使在 1543 年以后，它与 St Bartholomew's 同样获得皇家医院地位，两者的性格与发展道路也有些不同。

在英国的医院史，St Thomas' 在两方面是知名的，其中之一便是 1859 年南丁格尔运用她 4.5 万英镑的慈善基金，选择了在 St Thomas' 创立英国第一家正规的护理训练学校。[4]

St Thomas' Hospital 档案

St Thomas' 保存了很多完整的医院历史档案。例如，在伦敦国王学院（按：St Thomas' 现今是国王学院的教学医院之一）图书馆资料网，载有早年外科医生在 St Thomas' Hospital 带学生的情况的描述：

> 医院经历了 1693 年至 1709 年的大规模扩建之后，提供约 300 张病床。医学教育也纳入正规管理，限制进入医院的学徒（pupils）数目。在此之前，学徒跟随医生进入 St Thomas' 病房的记录，最早可追溯至 1561 年。到了 17 世纪下半叶，医院的外科医生也接受其他外科医生付费当学徒。这些学徒后来演变成为外科医生助手（dressers）。他们的操行和纪律可说良莠不齐，以至于医院必须设立基本的管理守则。原则上，一名外科医生限带三个学徒，但不守规则的例子太多，数目上限后来增至四个。内科医生也带学生，数量比外科医生少。从 18 世纪初药剂师（apothecaries）也有带教。[5]

这是有关医院内带教的情况。至于医疗人员的工作情况，在前面引述过的网页内 St Thomas' Hospital 一条有更清晰的叙述：

医院设高级医官（senior medical officers）、内科医生、外科医生和药剂师，俱由普通法院终身委任。内科医生和外科医生各有三名，带有助手和学生。内科医生和外科医生是唯一不驻在医院的人员。药剂师是内科医生和外科医生的下属，他们不会也不被准许私人执业。

内科医生和外科医生轮流工作，协助医院董事接受病人入院的申请。他们也有固定的时间见自己的病人，逢周二、四、六，上午11时到下午1时。日常常规的病人治疗工作大多由驻院的药剂师和学生负责。

护理人员有自己的阶层结构。总护士长（matron）是选任的公务员，要住在医院里。她的社会地位比病房护士长和护士高。总护士长是纯粹的行政主任，负责病院的内务，并监督仆佣和护士的纪律。在病房，护士长是最高级的护士，每一间病房由一名护士长与两名助理护士值班，从上午6时至晚上熄灯就寝时间。护士长与助理护士必须是未婚或丧偶的单身人士。他们负责病人护理（除了包扎伤口），管理病人生活纪律，病房总务，安排食用和药品、燃料和照明，以及清洁卫生。到了晚上，夜更人员接管，定时查房和检视病人。一般夜更人员是兼职的贫穷老妇，住在自己家中，领取微薄的工资以补充她们的收入。然而，即使最低下的医院护士，已被视为比一般教区护士更高尚的职业。

St Thomas' 作为皇家医院，医疗人员的工作条件已经是最好的了。一般慈善医院的水平更是十分参差。Woodward 在 *To Do the Sick No Harm* 书中详述了慈善医院的有限水平。他还直接指出，这时期，在一般慈善医院，护士尚未能称得上严格意义的医疗人员。护士长主要是受聘做一般院务（housekeeping），助理护士主要的工作是做侍仆（servants）。一间医院招聘护士长的告示有这样的具体要求："她不得胡乱发出噪音，要低声谈话，行走时步履保持轻细温柔。"[6]

跟药剂师打官司

2005 年 5 月 21 日星期六，在 St Thomas' Hospital 的董事厅，举行了一场话剧首演。剧目是 *Physick Lies A-Bleeding, or the Apothecary Turned Doctor*（《医生任自出血，药师权充医生》）。这出戏最先是由莎士比亚研究所图书馆的档案员 Dee Cook 在一卷缩微档案（microform）发现的。剧本写于 1697 年，这是在伦敦市满布贪婪药剂师和不诚实行径的时代，故事同时也向观众展示与当代医生普遍存在的一些虚伪和傲慢。在那个年代，内科医生是 17 世纪的医学贵族，诊断处方，但不卖药。外科医生做他们一直所做的行当，而药剂师已经脱离了杂货店行业公会，在 1617 年自立行业组织。原则上他们的职能就是好好地留在自己的小药店，按照医生处方配药。

这剧本写成不久后，发生了一宗具有历史里程碑意义的法律诉讼案：罗斯案（Rose Case, 1701—1704）。威廉·罗斯是药剂师协会认可的药剂师，在 St Martin's-in-the-Fields 执业。他被一个在 Hungerford Market 工作的贫穷屠夫约翰·希尔控告冒充医生行医。案情指罗斯制作多种复方药品卖给屠夫，屠夫吃了药病情却没好转，反而恶化。更令他怒不可遏的是，之后竟收到一张 50 镑的天文数字账单。他向皇家内科医学院投诉，罗斯因而被起诉，于 1701 年 2 月在王座法院受审。双方就罗斯行动的合法性进行冗长的辩论，最终，法庭看似很不情愿地判处威廉·罗斯等同行医，侵犯医生的权利，皇家内科医学院控诉得直。

可是，律政司对判决很有意见，他提示药剂师协会申请令状，寻求上议院复核，于 1704 年（一说 1702 年）3 月 15 日聆讯。罗斯的辩词包括几个论点："卖几锭口服小冲剂给任何为感冒求助的人，或在其他普通或常见的病情下，又或是病人早已知道这种药的一般作用，不可能被视为非法或充当医生，而且药剂师在此案并没有收取到病人诊费。"

医生也有论点，但上议院对医生方面的陈词并不认同。医生指称药剂师"逐步自行踩进医生的行医范围，如果这也允许，很快将危及医生行业对下一代的吸引力，这个王国的仕绅阶层是受害者，他们的年轻孩子将失去进入医生光荣行业的机会，大学教育亦将受到严重损害"。

上议院推翻了罗斯案的判决。它认为医生在捍卫自己古老的特权，而不是以照顾病人需要为大前提。它并由此引申，不单罗斯无罪，所有的药剂师都可以直接提供药物给病人顾客，不须局限于为医生的处方执药和派药。这个裁决具有里程碑的意义，在法律上承认了药剂师也有医治病人功能。后来英国医生走向社区，以独立于医院的普通诊所作为看病人的方式，也与药剂师的竞争有关。[7]

专业地位成形

内科医生、外科医生、药剂师，这三种人在近现代同被视为（广义的）医生，但社会上行医的人还有助产士、各式江湖郎中（quacks）和术士骗徒。这些名称也不是互相截然切割的。有些内科和外科医生也是药剂师，因此一个医生可能自称

Surgeon-apothecary（医生兼药剂师）。内科医生不愿被日益独立自主的药剂师蚕食生意，有些自行兼办小药店（apothecary），皇家内科医学院在 1697 年一口气开设了三所具规模的"药所"（dispensaries），寻求在新兴如雨后春笋的（被药剂师垄断的）药所市场占取位置。

外科医生与内科医生的矛盾较少。从中世纪以来各有各的医治范围。在 19 世纪之前，内科医生的地位超然。他们是有大学学位的精英，在英国是牛津和剑桥，在苏格兰是爱丁堡和阿伯丁，在爱尔兰是圣三一，还有是从欧洲大陆名校（莱顿、帕多瓦等）取得博士学位的尖子，例如伦敦的皇家内科医学院，早期只限牛剑的毕业生可以获授院士。

相较而言，外科医生的历史甚为卑贱。他们到 1745 年才下定决心与理发师行业分家，自成公会。至 1798 年才成立皇家外科医学院（第六章写威廉·哈维时也提到这一点），至 1843 年才设立院士资格考试。理发师与外科医生在 1745 年之前是同一行业，理发师—外科医生协会（Guild of Barber-Surgeons）在之前二百年就有了（1540 年成立）。[8]

据考证，外科医生与内科医生早在古罗马盖伦（Galen, 130—200 A.D.）时代就已分工。内科医生满口经纶（虽然未必有实效），外科医生却是少人愿做的粗鄙手作，多由奴隶负责。外科医生在中世纪的地位稍为提升，与他们不嫌弃解剖尸体有关。当人体解剖成为热门学问，外科医生自动成了大多数学子入门的老师。

外科医生地位的进一步提升还要有待外科学本身的技术的提升。胆囊切除手术、血管结扎止血术、枪伤伤口的处理，都令外科医生脱离了只识截肢和割疮的旧日面貌。

药剂师的地位因上议院的判决而获肯定。至 1814 年，英国的《药剂师法》（Apothecary Act）立法，规范药剂师的训练和执照，令他们成为第一个获国家认可资格的现代医疗专业。医生至此才急起直追，谋求改革纷乱的学历资格制度。《医疗法》（Medical Act）在 1845 年通过，法定的医务委员（General Medical Council）才成立，开始统一医生的基本资格。

注

1. Pickover, Clifford A. 著（邓子衿译），《医学之书》，时报文化，2014 年。

2. London Lives. *Hospital*: http://www.londonlives.org/static/Hospitals.jsp

3. Stevens, R. *Medical Practice in Modern England: The Impact of Specialization and State Medicine*. Transaction publishers, 2003, 14–15.

4. The Nightingale Fund: http://www.thenightingalefund.org.uk/

5. King's Collections Sites. *ST THOMAS' HOSPITAL*: Medical school records: http://www.kingscollections.org/catalogues/kclca/collection/s/10sa70–1/

6. Woodward, John., 31.

7. Jones, Roger. Apothecaries, Physicians and Surgeons. *Br J Gen Pract*, 2006 Mar 1; 56（524）: 232–233.

8. Woodward, John., 75.

第九章

法国的医院激变

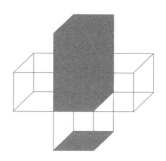

谈医院从中世纪走向现代，总离不开法国。在第三章我们见到1789年法国大革命冲击古老的慈善医院，包括法国各地城镇设立的 Hôtel-Dieu。那一章也写了一些杰出的医学家和科学家，包括因为拒绝遵从医院规定戴着假发工作，因而放弃难得的职位的柯维萨特，发明听诊器的雷奈克和伟大的化学家拉瓦锡。

我们也见到，在法国大革命之后的巴黎，世俗化的改革令医院成为大型教研基地，医院规模大，病人多，入住的病人得到照顾，同时要接受让自己的身体成为医学的教材。

在多章也提到福柯对法国"临床医学诞生"的批判。他是法国思想家，批判的是法国医学建制，观点有点以偏概全，也偏向左倾的意识形态论述，但犀利的原创性影响广泛。

这一章我们又回到大革命前后的巴黎了。在阅读瑞思的 *Mending Bodies, Saving Souls* 第六章时，让我想到，前面这些材料还得要再好好贯串一下，有些血肉，才可以看清楚在那个激变的年代，医院变革之痛，也才可见到福柯所针对的是何等新事物。

本章取材的是巴黎的两家医院，一大一小、一老一新。大的就是巴黎 Hôtel-Dieu，小的叫 Necker Hospital，就是柯维萨特拒戴假发因而放弃职位的那一家。Necker Hospital 只有 100 多张病床，巴黎 Hôtel-Dieu 病床有 2000 多张。

Hôtel-Dieu 大火

巴黎的 Hôtel-Dieu 是法国最古老的具备医院功能的慈善收容所，在 7 世纪时建立。早年它是谦卑的 St Augustine 修士创立收容贫病无依者的小医院，后来成附设于巴黎圣母院教堂的医院。到 13 世纪之后，天主教会提供财务支持，从而主导了 Hôtel-Dieu 的多次扩建工程。[1]

到了 1505 年，医院归由市政府管辖，象征由中世纪进入世俗化社会。这时期病床已超过 1000 张，管治上由政府委任一些知名社会仕绅、教会人员和法官主持，医院的管理却是散漫的。到法国大革命前夕，Hôtel-Dieu 竟然是以住院死亡率最高而知名，达 25%。[2]

管理不力是一个问题，来者不拒的收容病人政策、病房挤迫不堪，成为传染病温床更是问题。巴黎的人口在 1700 年只有约 50 万，到 1770 年已飙升至 70 万，满街贫病和失所的人。现代百科全书的始创者兼主编 Denis Diderot（1713—1784）如此描述 Hôtel-Dieu 当时的内部环境：

> ……（这设施是）我们所有医院中最巨大、地方最广、最富资金，但也最恐怖的医院……试想象所有病种的病人，有时三、四、五、六个同塞在一张病床上，活人与濒死的甚

至已经死掉的并排而卧，空气弥漫着死人的气味，病人的各种病菌自由传播，他们的痛苦和煎熬凭谁说？这期的 Hôtel-Dieu 有 1200 张病床，却住了 3500 个病人。[3]

1772 年 12 月，Hôtel-Dieu 发生一场大火，烧了整整七天，建筑大部分焚毁。国王路易十五下令拆毁医院，但王令未曾执行自己就去世了。继任的路易十六面对的难题是，如果拆掉医院，如何安置数以千计的病人和无家可归的人？结果决定仍要原址修建。然而，"医院当如何改革"不可回避地终于成为国家议题了。

构思改革的任务落在皇家科学院（Royal Academy of Sciences）的知识分子领袖身上。改革者当中有雅克·内克尔（Jacques Necker, 1732—1804）。他是瑞士人，一个新教徒。他的妻子苏珊·内克尔（Suzanne Necker）就是 Necker Hospital 的创办人。

从 1775 年至 1785 年这十年间，即路易十六王朝崩塌前，知识界热烈讨论如何改革医院。苏珊·内克尔是个充满前卫思想和社交活力的新女性（就是她下令 Necker Hospital 所有医生要戴上假发彰显新气象的），长期主持一个广受欢迎的文化沙龙，也身体力行，要以细小的 Necker Hospital 示范井井有条的新式管理。

在往下说 Necker Hospital 之前，必须让读者看两张重建 Hôtel-Dieu 的宏图。这个富有野心的宏图最终以多种原因未能成事，但细看一下，可以感受法国盛世气派的余韵，以及教会主管医院的权力意志。

环形监狱设计，全景建筑

这个空前宏伟的全新设计是建筑师伯纳德·波耶特（Bernard Poyet, 1742—1829）提出的。他在 1785 年出版一本小册子 *Mémoire sur la nécessité de transférer et reconstruire l'Hôtel-Dieu de Paris*，力促放弃大部分已烧毁的 Hôtel-Dieu 建筑，另选址在远离塞纳河原址的地点，开辟空地，建造一座直径 300 米，可容 5000 病人的全新 Hôtel-Dieu。设计构思采用 Panopticon 形式。

Panopticon 中译为"全景建筑"，用于监狱设计。环形建筑可以分隔成一个个囚室，中心点是一座用于监视的高塔，监狱人员在高塔上可以时刻监视到任何一间囚室，而囚室中的犯人因为逆光，无法看到监视人员，这样可以用最小量监视人员管理最大数量的囚犯。环形全景监狱一般被认为是英国哲学家和社会改革家边沁（Jeremy Bentham, 1748—1832）和他的弟弟塞缪尔（Samuel）发明的，灵感来自巴黎的一所军事学校，全景设计是为易于管理学生。凑巧地，边沁也是在 1785 年向一个改革监狱刑法的委员会最先提出构思，与波耶特英雄所见略同，兼且难分先后。[4]

　　值得附带一提，边沁是英国启蒙运动时期与约翰·洛克（见第七章）同样重要的政治思想家。他创始现代的功利主义（utilitarianism）学说。我在中学时期初次读到他主张的道德原则"为最大多数人谋求最大的幸福"（原文是："It is the greatest happiness of the greatest number that is the measure of right and wrong"），觉得真是聪明极了。在日常用语，"功利主义"一词好像层次不高，但边沁的主张代表了世俗化进程中的开明思想。与洛克不同，边沁的思想建基于法学，认为"天赋权利"与"社会契约"这一类概念太抽象笼统，道德伦理应建立在有如科学般清晰准确的基础之上。The measure of right and wrong 就有科学化地量度幸福的含义；他创作的名词 maximize utility（效用最大化）现在是经济学的关键名词了。[5]

　　边沁的思想以个体的幸福和痛苦为建构元素，既然每个人的幸福和痛苦是等值的，就必然衍生人人平等的开明信念。他身体力行提倡给予妇女平等权利，包括离婚的权利；他支持同性恋行为合法化，呼吁废除奴隶制。他亦主张取消死刑和废除（包括对孩童的）体罚，鼓吹教会与国家分离，政府不应试图管理人民的个人信仰。可以说，他一个人的思想，几乎就涵盖了现代世俗社会走向开明的所有文明元素。[6]

　　伯纳德·波耶特提出的 Hôtel-Dieu 新设计，草图是这样的。

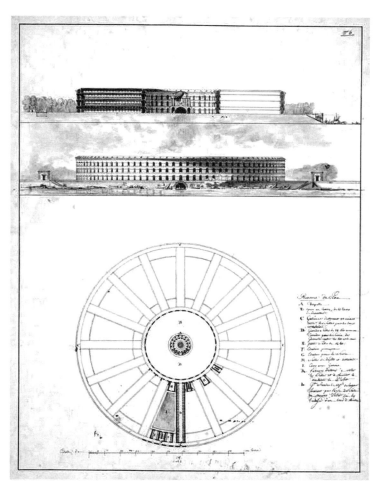

➕ 伯纳德·波耶特提出的 Hôtel-Dieu 新设计

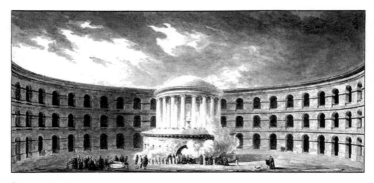

✚ Hôtel-Dieu 构想图

中间的绘图是外观，上面是纵切图，下面是横切面。环形建筑横切面像车轮，在 6 点钟位置深色部分是 16 个辐射设计的病房单位之一。每一个单位有良好通风，单位与单位之间分隔，应有助减少病菌传播。

最特别的是中央的园地，在圆形正中心点是一座教堂。每个长形病房的病人，向心地走到面向中央园地的门窗，都可以参与宗教崇拜活动，这完全配合 Hôtel-Dieu 的创立初衷：收容病人不单为了治身体的疾病，也是要洁净他们的灵魂。

另一幅绘画展示了美丽的中央教堂和构想中的活动。因为不熟悉 18 世纪法国天主教的宗教仪式，对为何教堂活动会释放像炊烟的白烟，我不得而知。

内克尔女士示范新式医院

Necker Hospital 只有 120 张病床，是一间由古老修道院改造而成的新医院，在 1778 年启用。高调的苏珊·内克尔女士很快令 Necker Hospital 成为法国大革命以前的医院改革先锋，甚至是时代的象征。由路易十六授命负责研究全国医院改革模式的皇家科学院专责组（commission）在 1784 年来访问这所医院，并赞许它设于病房外的清洁厕所，和良好的护士服务。

医院的创设意念和实际管理都由苏珊·内克尔女士一手包办。她是上流社会很受欢迎也很有办法的新女性，丈夫雅克·内克尔是部长。透过他的影响力，她说服路易十六让她试办这所小型的私立慈善护养医院（Hospice de Charité），又巧妙地绕过了大主教取得修道院的使用权。

因为是古老的修道院改装而成医院，天花很低，病房窗户位置高而且通风不良。但这无阻内克尔女士兴致勃勃的管理示范，她印制单张宣传这是一所清洁无臭味的医院。病房绝不容许超收病人以免做成像 Hôtel-Dieu 那样的挤逼。事实上它放弃了对病人来者不拒的传统慈善政策，只收容教区来的病人，不收外来人。

内克尔女士有眼光，招揽好医生。发明听诊器的勒内·雷奈克曾在此驻院，柯维萨特如果肯戴上假发在医院工作，也应该是它的成员了。但 Necker Hospital 的强项可能在护理方面。医院以合约方式把全院护理服务判给"慈善修女"（Sisters of

Charity）组织，让 10 名修女全权主理病房、厨房、衣物房和药房。

在法国大革命前，"慈善修女"组织有成员 4000 多名，在法国各地几百个慈善机构工作。[7] Sisters of Charity 的全名是 Sisters of Charity of St Vincent de Paul，于 1633 年成立，成员是自由修女，每年（而非终身）宣誓献身慈善服务，以服务穷人体现耶稣基督的怜悯。因为有心，亦有基本的良好护理训练，服务水平是连那些反教会的启蒙运动领袖也赞许。[8]

当法国大革命来临，像内克尔女士这样的上流社会仕女忽然变得无足轻重，慈善修女们更被勒令退出服务机构，包括所有医院。在大革命后的第四年（1793 年），"慈善修女"更被宣告为非法组织。有护理经验的修女如果想继续从事照顾病人的工作，只有一条道路：宣誓完全效忠革命政府，但会被教会视为等同背弃信仰。有些修女选择为了服务而屈从，拒绝这样做的修女则沦为"反革命分子"，一些修女被逮捕，甚至遭受处决。[9]

内克尔女士的结局好一点，她和丈夫是瑞士人，大革命后迅即离开法国返回祖家。她在 1794 年去世。这个医院改革试验的寿命只有十年。

Hôtel-Dieu 亦是旧时代的教会医院象征，但因为规模大，适

合新政府的世俗化医院提供科研医学基地的新愿景，命运也胜过
Necker Hospital。

在革命与战争中

1789 年法国大革命后，四年间就试验了三种新政府管治模式，包括由亲王的保守派与平民的改革派试图一起共商国家改革的"国民议会"（National Assembly）、1791 年 10 月试行三权分立的"立法议会"（Legislative Assembly），以及 1792 年 9 月由普选产生的"国民公会"（National Convention）。最后这三个试验都不能成功建立稳定有效的管治，"国民公会"的大权落入罗伯斯庇尔（Maxi-milien de Robespierre, 1758—1794）为首的雅各宾党（Jacobians）手中。罗伯斯庇尔等人煽动巴黎暴民包围国民公会会场，逼议员对已经被废的路易十六进行死刑投票，结果 361 票对 360 票，仅以一票之差，在 1793 年 1 月把路易十六处死。

以这个"高潮"为起点，革命政府正式实行"恐怖统治"，设置革命法庭，将反革命分子一律逮捕。1793 年 9 月 17 日，国民公会制定《嫌疑犯法令》，规定任何人只要言论、著作不利于当局，任何贵族不肯表现效忠当局，和任何因未能证明忠于当局而被免职的政府人员，都被归类为嫌疑犯，一一逮捕。全国被逮

捕的嫌疑犯多达 20 万。他们的财产依新订的法令充公，分配给贫穷爱国者。

"恐怖统治"一词可不只是后世人对罗伯斯庇尔等雅各宾党人的暴力专政的主观评价。罗伯斯庇尔在议会宣称，大革命是"自由的抗敌战争"。在革命时期，不依靠暴力和恐怖来镇压共和国的内外敌人，就会与共和国同归于尽。他坚持："在目前情况下，你们政策的第一条，应当是依靠理智来管理人民，借助恐怖来统治人民的敌人。"[10]

罗伯斯庇尔又说，革命政府行动需要有如霹雳，粉碎一切反抗，不能"对和平与战争、对健康和疾病实行同一种对策"。[11]

这个时期法国也真的陷入一场对外战争。1792 年 4 月，路易十六君权已渐被削弱但仍然在位，王室贵族大多已逃离国境，有些是主动流亡，有些是被驱逐出境。这些落难贵族托庇于神圣罗马帝国皇帝，并且得到罗马帝国的军队出兵，集结于法国边境监视法国的巨变。法国革命政府向神圣罗马帝国提出要求：即时撤走法国边境的奥地利军队，将逃居神圣罗马帝国境内的流亡贵族驱逐出境。这要求得不到答复，法国于是对奥宣战，开始了连续23 年的漫长战争。

在这样的年代，医院是怎样求存？教会的财政支持早在法国大革命初期已经消失；政府几番改制之下，财政若断若续；通货膨胀，基本的食物用品短缺；城市充斥着满街的饥民、乞丐、病弱与伤兵。单在人口 70 万的巴黎，这些贫弱失所的人就有 6 万多。更糟的是，大量医护人员被征召往战场去了。[12]

特农，现代医院理念

在阅读法国大革命时期的医院变革历程时，我觉得十分难以想象的是，在那样充满暴力动荡的政治和社会环境中，改进医院的努力竟然没有失去焦点，改革者在十年间断断续续地，然而坚决地建立新的制度。

大焦点有两个：一是要整合全国 1900 多所大大小小称得上是"医院"的场所，其中不少是只有十数张床的病弱收容所，改善最基本的管理；二是要引进以医生和医学为主导的照顾病患模式。[13] 这得要等到暴烈的革命过去，战争也终结了，不止一个十年，才能建设起来。

改革医院的完整理念，却肯定是大革命之前就出现的。关键人物是雅克·特农（Jacques Tenon, 1724—1816）。上面提及路易十六授命皇家科学院专责组研究医院改革，特农是核心成员。他是一个严肃而信念坚定的外科医生和病理学家，对改革医院的理念极为清晰：医院是量度文明的一把尺（"Hospitals are a measure of civilization"）。

为什么这样说？特农相信，一个国家的人民愈是同心，愈是富于人道，愈是有教养，医院自必会以合适的水平照顾国民的需要。[14]

经过多年的巡察，他仔细地记录了包括 Hôtel-Dieu 在内的巴黎各所大小医院收容的 3.5 万个病人（急病的占 6236 名）的境况，写成一份数百页的报告，在 1788 年，也就是大革命的前一年，成书出版。

大革命一来，即时冻结了特农的人道主义的改革主张，虽然他在 1792 年短暂受新政府重新信用，但当恐怖统治时期来临，他便完全退隐，留下那本影响深远的医院改革著作。现在看来，当中要求医院应有良好的空间设计、注重卫生、空气必须流通、病床不可挤逼，以至不宜一床安置多名病人，今天看来都是非常基本的。然而他的根本观念，即：一所医院的空间应完全为病人的健康需要而设计，却是非常崭新的理念。

与特农同期，英国也有医院改革的先锋人物约翰·霍华德（John Howard, 1727—1790）。霍华德考察过巴黎 Hôtel-Dieu 和 Necker Hospital 等医院，对规模庞大、环境龌龊的 Hôtel-Dieu 有毫不客气的评语。有论者认为这刺激了特农改革医院的决心。[15]

约翰·霍华德并非医生，他是一个全面提倡社会改革的仕绅，曾经改革英国的监狱设计，再进而考察医院。他主张通过良好的空间设计能有效地改善病人的健康，加速复元，这个想法也与特农共通。[16] 特农在撰写改革报告的前一年曾经到英国普利茅斯地区考察医院，有可能吸纳了英国当时在设计病房空间方面的想法。[17]

这儿还有一条连接英、法和以下三个世纪的线，颇有意思。在考察普利茅斯的 Stonehouse Hospital 之后，特农设计了理想的病房格式，称为 Pavillion plan，具体是狭长方形的空间，两边排列病床，高至天花的窗在两边墙壁相对，让整个病房空气对流无阻。特农的 Pavillion ward 病房设计在他死后才在巴黎的医院应用。这个样板在 1850 年后传返英国，南丁格尔成为 Pavillion ward 的最有力的热情推广者，在 St Thomas' Hospital 和英国各地大城市的医院使用。

也是经南丁格尔的提倡，传到遍地传颂南丁格尔精神的美国去。美国第一家采用 Pavillion ward 设计病房的医院，恰巧就是本书开始时讲述的约翰·霍普金斯医院。

中国香港和新加坡都经过英国殖民统治，近至 20 世纪 60 年代，病房还是使用类似 Pavillion ward 的设计，只不过年代久远，人人只知南丁格尔不识特农，因此这种设计被通称为 Nightingale ward（南丁格尔病房）！[18]

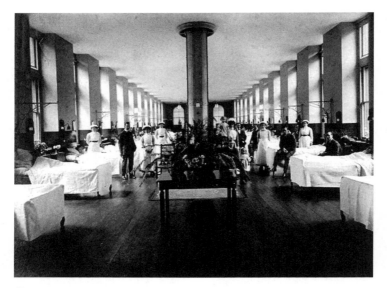

✚ 南丁格尔病房

注

1. 可参考：https://zh.wikipedia.org/zh-hk/ 巴黎圣母院

2. Risse, G. B., 297.

3. Risse, G. B., 295.

4. The Bentham Project, University College London. The Panopticon:https://www.ucl.ac.uk/Bentham-Project/who/panopticon ；可参考 https://en.wikipedia.org/wiki/Panopticon

5. Internet Encyclopedia of Philosopy. *Jeremy Bentham (1748–1832)*, http://www.iep.utm.edu/bentham/

6. 可参考：https://en.wikipedia.org/wiki/Jeremy_Bentham

7. Risse, G. B., 296.

8. Bynum, W. F. & Porter, R. *Companion Encyclopedia of History of Medicine*, Vol. 2. Routledge, 1993, 1476.

9. New Advent. *Sisters of Charity of St Vincent de Paul*: http://www.newadvent.org/cathen/03605a.htm ；可参考：https://en.wikipedia.org/wiki/Sisters_of_Charity_of_Saint_Vincent_de_Paul

10. 中国文化大学，《法国大革命之后》，《中华百科全书》：http://ap6.pccu.edu.tw/Encyclopedia/data.asp?id=973 ；《罗伯斯比》：http://ap6.pccu.edu.tw/Encyclopedia/data.asp?id=8897。

11. 《恐怖对待人民的敌人》，《北大中文论坛》：http://www.pkucn.com/thread-285300-1-1.html

12. Risse, G. B., 304–5.

13. Risse, G. B., 300 & 394.

14. Tenon, Jacques-René. *Memoirs on Paris Hospitals*. 1788 , 43.

15. Filmore Randolph. *Surgery in the 1700s*: http://www.sciencescribe.net/articles/surgery_in_the_1700s.pdf

16. Crook, Tom. Healthcare and the Design and Management of Public and Private Space. In Weindling, Paul (ed.). *Healthcare in Private and Public from the Early Modern Period to 2000*. Routledge, 2015, 87.

17. 同上，页 86。

18. 同上，页 86–7。

第十章

畏惧瘟疫

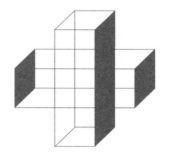

前面几章讲述中世纪后科学革命、启蒙运动、法国大革命时期的医院与人物，渐渐相互连接起来成为一个时代的拼图，但是读者要注意，这幅图画并不是完整的，它完全跳过了工业革命与早期志愿医院的关系；背景里几乎没有战争。最大的空白是，没有记述瘟疫。

关于瘟疫的历史材料和现代著作繁多，我有点不愿意跳进去，但不可能视而不见。维基网上百科有瘟疫的列表，包括2003年的SARS新型冠状病毒。SARS在全世界"只"死了几百人，比起历史上夺命数以十万、百万计的大瘟疫，是"很小型"的一场疫症，但在香港的医院现场非常惨烈（我的一本散文集《记得SARS这一年》记录下其中一些片段），成为集体记忆烙印。我怀疑，这也是现在潜意识地迟迟不愿下笔处理"瘟疫"这题目的一个原因。

历史上的瘟疫

历史上夺命最多的流行疫症是plague，即是"瘟疫"。一般相信这是不同类型的鼠疫，中世纪称瘟疫为"黑死病"；其次夺命最多的是流感大流行（influenza pandemic）；之后是天花、斑疹伤寒、霍乱、麻疹等，近年世界关注点是一些病毒疾病，包括

"埃博拉"病毒（Ebola virus disease，香港译"伊波拉"）和新型冠状病毒（novel corona virus，SARS 病毒和中东呼吸道综合征 MERS-CoV 病毒都属这类别）。

以下主要谈鼠疫。历史上有记载的鼠疫不下 30 场，特大的鼠疫并不是流行一年半载就完结的，往往延绵数年甚至在数十年间反复出现。[1]

看历史，医院并不是抗御大型疫症的有效防线。在消毒与现代防感染措施发展出来之前，可以说，医护人员和医学科学在中小型的疫症面前也是无计可施。下面的简表列出中世纪至现代记录的多次大型瘟疫（鼠疫）和流感大流行，与一些医学及医院的发展里程碑对照，从中可以大概想象，后者的力量在瘟疫面前是如何卑微。

瘟疫	年份	医学及医院的里程碑
历史上第二次瘟疫大流行（称为"黑死病"），死亡人数 7500 万，近半数在欧洲。欧洲各地人口三成至六成死亡。	1347—1351	
	1543	维萨里《人体的结构》出版。
	1546	伦敦 St Bartholomew's 和 St Thomas' Hospital 成为皇家医院，是医院世俗化的开始。
	1628	哈维发表著作描述循环系统。
意大利瘟疫，估计死亡人数 28 万。米兰 13 万人口一半死亡。	1629—1631	
明末华北瘟疫，死亡人数不详，但非常严重，相信加速了明朝的灭亡。	1644—1647	
伦敦大瘟疫，估计死亡人数 10 万。	1665—1666	
维也纳大瘟疫，估计死亡人数 7.6 万。	1679	
	1700—1740	荷兰莱顿大学的医学教育影响遍及欧洲大陆、爱丁堡和北美。
巴尔干半岛地区大瘟疫，估计死亡人数 5 万多。	1738	
	1750 前后	英国志愿医院运动。
	1761	莫尔加尼等病理学家以验尸寻找病因。

俄罗斯大瘟疫，估计死亡人数 5 万多。	1770—1772	
	1784	全欧洲最大的维也纳总医院（Allgemeines Krankenhaus der Stadt Wien）创立。
	1798	爱德华·詹纳发表论文提出接种牛痘疫苗预防天花。
	1816	勒内·雷奈克发明听诊器。
	1820—	法国大革命之后的现代医院建设。
	1832	医学试用静脉注射生理食盐水。
始于中国云南省的鼠疫，传至全国各地及印度，往后一百年反复出现，历史上称为第三次鼠疫大流行，死亡人数估计共 1200 万。	1855—1950s	这亦是中国内地和香港开始创立医院的时期。
	1857—	南丁格尔在克里米亚战争后倡议改革医院病房卫生预防感染。
	1867	约瑟夫·李斯特发表《手术消毒原理》。
	1895	发现 X 光。
中国鼠疫，死亡人数不详。	1910—1912	
全球范围流感大流行，死亡人数 7500 万。	1918—1920	
	1936	第一种抗生素 Sulfanilamide 面世。
中国鼠疫，死亡人数不详。	1946	
	1955	小儿麻痹症疫苗面世。

以简表对比大瘟疫与医疗发展的时序有两个缺点：一是会错觉空白的年份就是没有疫症流行。其实从 1347 年黑死病暴发，至 18 世纪，鼠疫一直反复出现，威胁未曾消失过。1347 年至1722 年之间，瘟疫在欧洲间歇性地流行数次，都是在没有通过商队传播的情况下，不知来由地暴发。在英国，从 1361 年至 1480年间，瘟疫每隔 2 到 5 年就要肆虐一次。1630 年米兰有一半的人口消失在瘟疫中。1656 年和 1720 年，瘟疫分别消灭了热那亚（Genoa）人口的六成和马赛（Marseilles）人口的三成。[2] 在法国大革命后的医疗体制建设期间，1720 年马赛暴发鼠疫，连同周边地区也死了近 10 万人。[3]

简表的另一个缺点是，看不见各处政府对瘟疫的处理，容易让人误以为在这几个世纪，人只是无奈地听天由命。

在瘟疫与动乱中兴盛

黑死病席卷欧洲大陆之前，13 世纪是相对平静的世纪，欧洲经济仍以农业为主，教会的威权渐趋薄弱，内部亦呈分裂，但与各地的俗世统治者维持平衡关系，战争仅限于局部地区。到 14世纪初，意大利动乱，教皇在 1305 年从罗马东迁至法国的亚维农（Avignon），形同流放，70 多年后才返回罗马。在这个不祥的世纪内，战火不绝，英、法之间的百年战争从 1337 年至 1453 年才终止。

未曾直接卷入战争的意大利在此时期并非统一的国家，而是十多个各有统治者的城邦。大多数城邦由独裁或无能的君主统治。

13 世纪有相对长时期的和平，欧洲人口快速增长，在工商业兴起之前，农业经济缺乏生产力，本来就不敷大量人口的基本生活需求。黑死病也就在这个时代到来。

史学家这样描述："在 14 世纪最黑暗的年代，刚出现不久的西方文明，似乎即将崩溃。然而，欧洲社会具有一种惊人的韧性，每个零件似乎都在拙劣地运转，但几乎没有一个零件完全停止运转。"[4] 教会、贵族和君王的管治没有瘫痪，有技术的手工业者因逃避战祸或苛政流入乡村地区，提高那些地方的生产力。实用的机械和手艺技术及时出现，科学研究的精神在以下两个世纪蓬勃发展。

然后，有些神奇地，当君士坦丁堡于 1453 年被土耳其人的奥斯曼帝国攻陷，其中保存着众多的艺术和文学作品连同古典学者大批流入意大利，造就了文艺复兴的契机。[5] 君士坦丁堡陷落，拜占庭帝国灭亡的前一年，达·芬奇（Leonardo da Vinci, 1452—1519）出生。

文艺复兴是否可以简单地说是起始于 14 世纪意大利佛罗伦萨（Florence），在史学家之间尚有争论，但本章选取的焦点确是因为笔者对佛罗伦萨有些偏心。部分是缘于我在大学时，穷学生借暑期工之便初次踏足西欧，佛罗伦萨便是我接触西方人文艺术的第一个惊叹号。

客观地看，依本书的脉络，佛罗伦萨也有独特之处：南丁格尔是在佛罗伦萨出生和接受教育的英国人，她的名字就叫Florence。

伟大的达·芬奇曾在佛罗伦萨进行过人体解剖。2013 年，达·芬奇的人体解剖绘图在爱丁堡展览，报章的推介文章这样记述绘图的由来：

> 一天，大约在 1507 或 1508 年，莱昂纳多·达·芬奇偶然跟一位老人在佛罗伦萨 Santa Maria Nuova 医院聊天。老人坐在一张床上，说除了有点虚弱，实在感觉不到自己这个有100 多年历史的身躯有任何毛病。"就这样，"莱昂纳多记述，"没有任何特别动作也没有任何不幸的迹象，他就离开了这世界。我解剖他，要看看如此甜蜜的死亡会是什么原因。"这并不是莱昂纳多第一次向一具尸体下刀：在 1508 年之前，据他自己估计，他已进行了超过 10 次人体解剖。9 年后，这数字更达到 30 以上。但这一次对 "del vechio"（这位老人的）尸体研究，重新点燃了他长期以来对人体结构的着迷。[6]

15 世纪佛罗伦萨的医院

在 14 世纪大瘟疫，佛罗伦萨是重灾区，因着一个才能出众的政治领袖美第奇（或译麦地奇，Giovanni de Medici，1360—1429）及其家族几代人的贡献，佛罗伦萨的艺术和建筑成为文艺复兴的中心。美第奇家族还促进了科学，赞助过达·芬奇和伽利略（Galileo Galilei, 1564—1642）这两个奇才。[7]

瘟疫过后，佛罗伦萨以其蓬勃的经济和有效的政府，管治和建设医院和医药服务。它不是莱顿和爱丁堡、巴黎和伦敦，并没有出产伟大的医学家；在 14、15 世纪，期望出现伟大的医学家也未免太早，但佛罗伦萨的医院和医药服务的规模，在当时是领先全欧洲的。

美国麻省韦尔斯利学院历史学家凯瑟琳·帕克（Katherine Park）钻研文艺复兴时期欧洲的医疗史，亦特别钟情佛罗伦萨。她有一篇文章写文艺复兴佛罗伦萨的医疗救助情况，十分精彩。传统上学者对文艺复兴的研究焦点当然在绘画与雕刻艺术、建筑、人文思想，或者广阔一点会包括科学和社会文化，而医学在此时期开花的只有解剖学和非常早期的病理学。要说到医院和医药服务，一般论者以为要到 18 世纪启蒙运动时期才有像样的发展。在本书的前半部分，我把世俗化、有现代色彩的医院发展往

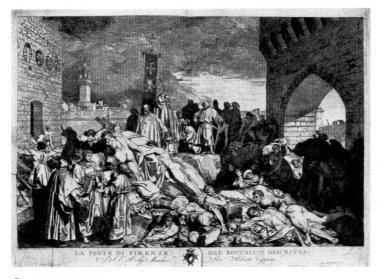

✚ 佛罗伦萨瘟疫

上追溯到亨利八世特许的皇家医院如 St Thomas'，也只不过是 16
世纪，可是当学者如凯瑟琳·帕克钻研文艺复兴时期的医疗，却
惊喜地发现，佛罗伦萨的医院和医药服务，比英国早两世纪已见
良好模样。[8]

　　以下节录帕克描述佛罗伦萨的医院和医药服务。在 14、15
世纪，佛罗伦萨有 35 所医院，这些医院很多是由富有的市民、
行业公会、互助组织资助，服务特定的人群，例如鞋匠、漂染工
艺者，间中也收容朝圣的外来旅者，以及少数贫病妇孺。病情不
重的人如果经济许可，可以光顾市内众多的药房。药房聘有医生
驻店，就像今天我们一些中药店设有中医为顾客处方一样。

　　这些医院主要提供基本的收容护理。其中有 4 家规模特别完善，聘有内科和外科医生和药剂师。最具历史和最大的一家就是前面提到达·芬奇解剖百岁老人的 Santa Maria Nuova 医院。

Santa Maria Nuova 医院在 1289 年创立，经历大瘟疫之后，在文艺复兴期间得到扩充和发展。Nuova 与英文 nova 一样，是"新"的意思。关于 Santa Maria Nuova 在此时期的蜕变有颇为完整的一手资料。这是一家欧洲知名的医院，医院的官方记录（hospital statues）经常会远道送往英国，供英王陛下御览。

其中一份官方记录在 1374 年，黑死病高峰过去不久，当中可见 Santa Maria Nuova 照料病人仍然似同期英、法两地的修道院医院，以教士向病人施圣礼仪式为主要院内活动。到了 1500 年的官方记录，医疗却变成主要的内容了。医院设男女病床各 100 张，每两名病人共用一床（比起 18 世纪巴黎 Hôtel-Dieu 医院一床睡 6 人那种情况先进很多），聘有 1 名全职药剂师和 10 名医生，其中 3 名年轻医生驻院，6 名资深医生主诊督导，第 7 位是外科医生，一早一晚定时来巡房和动手术。[9]

不单内部功能完善，这医院还担当起佛罗伦萨的龙头医院角色。医院的资深医生向社区提供咨询服务，药品和护理绷带纱布供应给监狱，外科医生服务外展到近郊。1448 年，市政府更特令 Santa Maria Nuova 督导市内的瘟疫医院 San Bastiano 的工作。

抗瘟疫不靠医院

佛罗伦萨医院和医疗服务领先其他城市，但这些医院服务并非为对抗瘟疫而设立的。就对抗瘟疫而论，佛罗伦萨比威尼斯和米兰反应迟缓得多，力度也弱得多。佛罗伦萨市政府在 1464 年才拨款筹划一所专供瘟疫隔离使用的医院，但 30 年后 San Bastiano 才建成启用，而且只有 26 个床位。[10]

为什么会这样？前面提到，14、15 世纪的意大利并非统一的国家，城邦各有统治者，佛罗伦萨的管治深受美第奇家族的人文精神影响，权力分散；米兰却是由军事独裁者斯福尔扎（Sforza）管治，树立强势的集权施政。[11] 性格各异的城市统治者，面对瘟疫时的反应以至方针自然也各有不同。当佛罗伦萨仍在筹划像 San Bastiano 那样小规模的医院时，米兰已经实施强力的抗疫隔离政策，全力管制和分隔有病与未病的人群：乞丐、无业游民、娼妓等被视为高危的人口全被赶出城外，贫穷但有工作的人生病则可收容。一般城市没有米兰那么严厉，例如娼妓只受监控但未被赶出城。[12]

14 世纪的黑死病促使城邦政府加强卫生管理，包括焚烧死者的病衣和被褥，将死者掩埋并喷洒碱液、清理街头垃圾和牲畜的排泄物。士兵组成防疫封锁线（cordon sanitaire）严格限制人们的活动，这有助控制瘟疫传播，但家有成员染病的家庭常常被困在房子里不得外出，导致原本健康的成员也被殃及，因此死者数目有增无减。[13]

卫生与隔离措施很多是始于水运繁忙的威尼斯。早于 1374 年，威尼斯政府已下令所有即将靠岸的船只全要拴在岸边，船员连同货物要在海上滞留 30 天（the trentina），不发病才可上岸。在 1399 年至 1400 年的另一场瘟疫之后，当地政府在 1402 年把海上隔离的规定延长至 40 天。意大利语"40"是 quaranta，这是英语检疫隔离（quarantine）一词的由来。其后全欧的港口都效法威尼斯的政策了。[14]

威尼斯在把海上隔离的规定延长时，也发明了隔离专用的瘟疫屋（pesthouse）。第一所是建于礁湖（lagoon）内的小岛 Santa Maria de Nasova 上。这是一间昔日用于收容往巴勒斯坦拿撒勒（Nazareth）城朝圣归来的旅人的住所（Nasova 是 Nazareth 的意大利语）。其后各城邦设立的瘟疫屋多是在城郊内的偏僻地点。瘟疫屋最初只为隔离收容旅人，后来演变为兼收病者的接触者甚至是一般的病人。意大利把瘟疫屋称为 nazarettos，之后变成 lazarettos。L 字母来自麻风病 Leprosy。历史上，标签强制隔离的措施当然以对付麻风病人最为古老，《圣经》里已多有记载。15 世纪意大利比较进步的是，瘟疫屋隔离病人之余，最少也有收容照顾的目的。[15]

Lazaretto 瘟疫屋与医院是两个不同的概念，设施管理也不同，可以说，对抗瘟疫不靠医院。虽然如此，上一节提到佛罗伦萨政府令 Santa Maria Nuova 督导新建 San Bastiano，或者是有把 lazaretto 瘟疫屋演化为瘟疫医院（plague hospital）的用意。

以上的描述把城邦政府的各种应对措施说得颇有章法秩序，但不可忘记，当疫潮真的淹至，一切措施的作用都非常有限。这一节以两段瘟疫的描写记述作结。

两段来出自杰出的佛罗伦萨作家薄伽丘（Giovanni Boccaccio, 1313—1375）在瘟疫时期创作的名著《十日谈》：

> 这里（佛罗伦萨）的瘟疫不像在东方那样，只要病人的鼻孔一出血，就必死无疑，在这里是另一种征兆。染病的男女，最初先是在腹股沟或胳肢窝下突然隆肿起来，到后来越肿越大，有的像普通苹果那么大，有的像鸡蛋。
>
> 浩劫当前，我们这座城里的法纪和圣规几乎荡然无存了，因为执法的官员和神父们也不能例外，他们也像普通人一样，病的病了，死的死了，手底下的人也没有了，任何职务也就无从执行。因此，每个人简直都可以为所欲为。[16]

在薄伽丘笔下，凡有症状的人几乎三日即死，甚至并不发烧；医生无计可施，药石无灵，侥幸活着的人把自己关起来，提心吊胆地苟活，有些则如倒数末日纵情酒色。[17]

另一段是意大利 Siena 小城一个父亲写记的：

> 父亲抛弃儿女，妻子抛弃丈夫，瘟疫好像能通过呼吸和视线传递一样。他们就这么死了，无人埋葬他们，因为根本找不到人，友情和金钱都不好使了。尸体都被堆放到几个大土坑，我就亲手埋了我的五个孩子。死人太多了，那些半掩的尸体被饿狗从土里拽出来。[18]

医生的抗瘟疫角色

如果说对抗瘟疫不靠医院，那么医生扮演什么角色？瘟疫医生的形象，差不多全被一幅德国雕版画定了型。这个纽伦堡（Nuremberg）雕版画家名保罗·福斯特（Paul Fürst），作品名为 *Der Doctor Schnabel von Rom*（*The Beak Doctor from Rome*，《罗马的鸟喙医生》）。亨利·徐（Henry Xu）《黑死病的故事》文中就有这样的描述："……外科医生们面临的则是另一种窘境。这些人的装束很有趣，他们头戴眼镜和鸟喙形面具（鸟喙里装有香料或香水以防吸入所谓的不干净的空气），身穿打蜡的皮大

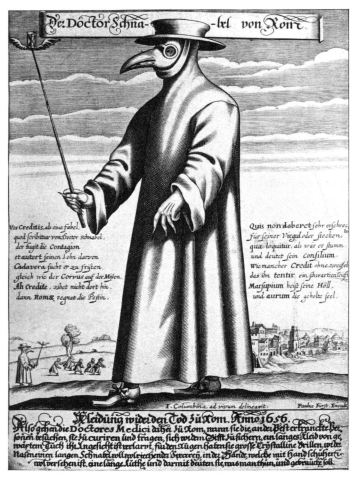

✚ 《鸟喙医生》

衣。如此全副武装也无法保住多数外科医生的性命，这些人的
死亡率在所有医护人员中是最高的，也因此，老百姓对他们的
工作能力评价不高。"[19]

在俄克拉荷马大学任教医学史的凯思林·克劳瑟（Kathleen
Crowther）在网志上问了一个独排众议的好问题："瘟疫医生果真穿
戴那些（鸟喙）面具吗？"（"Did plague doctors wear those masks?"）

她提出三点疑问。一是年代。这幅雕版画创作于 1656 年，
距离意大利 14 世纪的黑死病瘟疫已经 300 多年。保罗·福斯
特刻画的是他当时所见的个别情况还是历史中瘟疫医生普遍的
保护衣着？

二是对象。如果这副可笑的装扮是保罗·福斯特当时瘟疫医
生的标准保护衣，为什么他刻画的不是德国纽伦堡本土的医生，
而要特意点出这是"罗马的"鸟喙医生？

三是创作内容。这雕版画有诗文描述，因为是德文，内容不
受注意。克劳瑟把它逐字翻译为英文，原来这是一幅嘲讽罗马医
生的作品，以下是意译：

> 关于鸟喙医生／莫以为是虚构／他见恶菌便逃／但不忘
> 先抓酬劳／他寻找尸体切割为生／像粪堆上捡食的乌鸦／看
> 真了，不要别过头／瘟疫君临罗马／谁不会怕得要死／他手

中的小杆棒 / 挥动指示决定像哑巴 / 以至众人皆深信无疑 /
他受黑魔触动 / 他的地狱叫钱包 / 他攫取的灵魂是黄金 [20]

虽则提出三点可疑，克劳瑟作为学者并未作结论，但我看结论是颇为清楚的：这个"鸟喙医生"只是一个版画家一时一地的讽喻之作，不能扩大到以为可以代表整个瘟疫时代的医生。

瑞思对当时医生的角色有平实具体的描述。医生在瘟疫中有各种面貌，有的弃城避疫（这与大多数有钱人和贵族一样），有些贪婪受贿（把有病征的人说成无病，以求避免被强制隔离），但也有医生留守疫区，甚至到 lazaretto 瘟疫屋的可怕环境服务，因而得到市民尊敬。有些城邦为要招募医生，不但出厚酬合约，更特许医生成为永久公民。这显示，在官员看来，医生的抗疫角色实在是不可或缺。[21]

注

1. 可参考: https://en.wikipedia.org/wiki/List_of_epidemics 及 http://listverse.com/2009/01/18/top-10-worst-plagues-in-history/

2. Xu, Henry,《黑死病的故事》: www.douban.com/note/126238846/

3. 可参考: www.wikiwand.com/zh-mo/ 马赛大瘟疫

4. Strayer, Joseph R. & Gatzke, Hans W. 著（陆盛译），页 73。

5. 同上。

6. Sooke, Alastair. Leonardo da Vinci: Anatomy of an artist. *The Telegraph*: Http://www.telegraph.co.uk/culture/art/leonardo-da-vinci/10202124/Leonardo-da-Vinci-Anatomy-of-an-artist.html

7. 可参考: https://zh.wikipedia.org/ 美第奇家族

8. Park, Katherine. Medical Assistance in Renaissance Florence, in Barry, J. & Jones, C. (eds). *Medicine and Charity before the Welfare State*. Routledge, 1991, 26–45.

9. Park, Katherine, 32–33.

10. Risse, G. B., 205., 及同上。

11. Strayer, Joseph R. & Gatzke, Hans W. 著（陆盛译），页 83。

12. Risse, G. B., 198–199.

13. Xu, Henry,《黑死病的故事》。

14. Risse, G. B., 202.

15. 同上。

16. Boccaccio, Giovanni 著（钱鸿嘉、泰和庠、田青译），《十日谈》，译林出版社，1993 年，页 8–10。

17. Sam Houston State University. *Boccaccio describes the Plague in Florence in the Introduction of the Decameron*: http://www.shsu.edu/~his_ncp/Boccaccio.html

18. Xu, Henry,《黑死病的故事》（笔者略作修订）。

19. 同上。

20. Crowther, Kathleen. Did Plague Doctors Wear Those Masks? : https://beforenewton.wordpress.com/2014/11/03/did-plague-doctors-wear-those-masks/

21. Risse, G. B., 207., 及同上。

第十一章

医院里的传染病

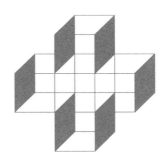

　　前面我翻译雕版画家保罗·福斯特讽刺"罗马的鸟喙医生"的诗文，有一处可能是不及格的："他见恶菌便逃／但不忘先抓酬劳"。这幅著名的版画创作于 1656 年，那个时代未有"细菌学说"（germ theory），无所谓"恶菌"！

　　原文是 contagion，如果不译作"恶菌"，或者可以直译为"传染物"，但这像科学名词，与诗句的讽刺味道格格不入，况且在那个时代，同样未有科学上的"传染物"概念。

　　"恶菌"这个译名也并不算太离谱。因为很快，它在 1670 年前后，荷兰人列文虎克（Antonie van Leeuwenhoek, 1632—1723）用自己研发制的玻璃镜片，成功手制出功能超卓的显微镜，能够观察肌肉纤维细胞、细菌、精子和毛细血管内的血流。能观察细菌的工具一旦出现，医学微生物学（medical microbiology）诞生的日子就也不远了。

显微镜、瘴气

　　列文虎克真是个很有趣人物。后世把他誉为伟大的生物学家、现代微生物学之父，但他完全不属于学院内的学者类型，他甚至没有上过大学。父亲是卖篮子的，他自己做的是买卖布帘生意。

买卖布帘，要细看布料的纤维和编织质素，当时用的是十数倍的放大镜。列文虎克学会了磨制镜片的工艺技术，自行制作粗糙的显微镜。他偶然从罗伯特·胡克（Robert Hooke）出版的图鉴《显微制图》（*Microphagia*）看到使用显微镜观察的绘图，小至跳蚤的毫毛也能清晰展示，大为惊叹，于是潜心研究烧制技术，重要的突破在成功烧制出高品质的微小玻璃球，用作显微镜片，比起当代科学家（包括伽利略）努力研发的复合式显微镜更加强力。当时科学家使用多重光学镜片制成的复合式显微镜也只能放大 30 倍左右；列文虎克的手制显微镜只用单镜片，已可放大 270 倍!

用自己手制的显微镜，列文虎克尽情发挥好奇心，几乎任何可能被放置在镜片焦点位置的东西都拿来细意观察。他又雇了一个插画家，把显微镜下各种微生物和细胞组织一一小心记录，附以书面说明，函寄伦敦的皇家学会（Royal Society）。从 1670 年起的 50 年间，列文虎克写了近 560 封信给皇家学会和其他科研机构，介绍了他研究的主题。他一生之中研制了 500 副显微镜。

最初，皇家学会殿堂内的科学家对他的一些报告十分存疑，列文虎克宣称发现了单细胞生物，在相信一切生物都是由复杂的细胞组织组成的时代，这岂不是匪夷所思？然而，在列文虎克的坚持下，皇家学会派出观察团队往荷兰确认他的发现。最终他们信服了这个自学的发明家和生物学家，在 1680 年任命他成为英国皇家学会成员。[1]

在医学界，医生的视野比皇家学会的科学家更要保守得多。关于疾病的成因，古典学说早已由希波克拉底和盖伦建立教条，主要就是深信，当人体内各种体液（humors）之间失去平衡，便会生病。两位医生祖宗倒也不是不识得观察瘟疫和传染病的流行模式，他们知道除了人体内因失衡之外，还需要有外在因素才可以解释大量人口一同染病的现象。希波克拉底认为瘟疫是恶臭空气（putrid air）所致。坏空气致病的学说看来是很易理解，恶臭的沼泽和积水多的地方容易发生疫症，腐坏的尸体和恶臭的排泄物也似乎是疫症之源。盖伦也相信瘟疫是源于空气腐坏（corruption of air），但他坚持以权威性的体液失衡致病理论来解释，为什么一些人会感染瘟疫，另一些人并不发病。

经过中世纪几百年间的黑死病肆虐，来到列文虎克身处的 17、18 世纪，主流的医学界大致上依然传承古典，并把恶臭空气致病说扩而充之，成为言之凿凿的"瘴气理论"（miasma theory）。

据考证，miasma（瘴气）一词是在 17 世纪启蒙运动时期出现的，来自拉丁文 miasmatos，意思包括"弄脏、污染、玷污、道德污点"（"stain, pollution, defilement, taint of guilt"）。[2]

两种传染理论

对于"疫症是如何传播"这个问题，早在列文虎克出生前一百年，意大利维罗纳（Verona）一个医生学者吉洛拉谟·夫拉卡斯托罗（Girolamo Fracastoro, 1478—1553）有独得之见，提出与瘴气理论迥然不同的主张。他对疫症传播模式的观察与思考长达 20 年，起点是 1492 年至 1494 年在法国与意大利疯狂蔓延的新疫症梅毒病。夫拉卡斯托罗的理论在后世被归类为"传染物理论"（contagion theory），与"瘴气理论"分庭抗礼。

传染物（contagion）的概念并不是夫拉卡斯托罗始创的，contagione 这个拉丁词在中世纪已使用了几百年。最初它并不是与 miasama 互相对立的，有时甚至混淆使用，毕竟恶臭腐烂的空气也可以理解为一种传染物。夫拉卡斯托罗只是预见日后显微镜下的细菌。[3]

夫拉卡斯托罗对传染物与疫症传播的见解，要到 1546 年发表专著 *De Contagione*（*On Contagion*）才比较清晰。有学者翻译了他在 1535 年至 1550 年间给天文学家友人 Giovanni Battista della Torre 的书信，其中给传染物下了一个可说是精确的定义：这是"某些品种混杂而相类似的腐败物，各自根据物质特性，经不可见的粒子把传染病从一个人传给另一人"。（"contagion is 'a certain

similar corruption of a mixed body according to substance, passing
from one to another by an infection in insensible particles'."）[4]

夫拉卡斯托罗的梅毒诗篇

本书的主角是医院，把话题延伸到传染病传播的理论似乎扯
得太远，像是另一段尘封的历史。然而不描绘清楚那些从中世纪
到科学世纪的认知，就不能好好地往下说医院里的传染病故事。
启蒙运动时期的医学和新兴的流行病学拥抱传统的"瘴气理论"，
一直沿用至 19 世纪中叶。南丁格尔改革医院卫生的指导思想，就
是为病房设计良好的空气对流，以防止瘴气造成病人感染。她的
医院改革同道好友、流行病统计学家威廉·法尔（William Farr,
1807—1883）同样深信，瘴气是几乎所有的瘟疫之源，甚至包括
疟疾和霍乱。"瘴气理论"牢不可破，直至英国医生约翰·斯诺
（John Snow）先后在 1848 年和 1855 年发表论文，说明伦敦霍乱
疫症的传播模式与地下水道的分布有关，才推翻了瘴气理论。[5]

上一节引述夫拉卡斯托罗对传染物的定义，来自堪萨斯学者
Curtis Smith 的博士论文研究。那篇文章缕述传染物理论的源流，
对夫拉卡斯托罗的思路真是观察入微。有耐性的读者就请容许我
多书写一节。

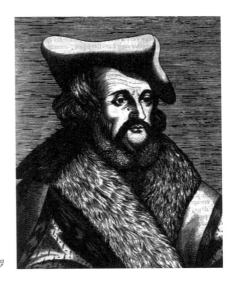

✚ 吉洛拉谟·夫拉卡斯托罗

　　夫拉卡斯托罗与列文虎克是两种截然不同的"文艺复兴人"
（Renaissance man）典型。列文虎克是卖布帘的商人、业余的杰
出工艺家，未上过大学但精研玻璃镜片工艺，因此改进显微镜而
跨进生物学，揭开了连科学家也要另眼相看的微生物新世界；夫
拉卡斯托罗是医生、诗人、数学家、天文学家，在当时欧洲的学
术殿堂帕多瓦大学（University of Padua）任逻辑学教授，博学显
赫。伟大的天文学家哥白尼也是他的同事。

　　1530 年，这个原本在维罗纳行医的意大利诗人夫拉卡斯托罗
发表了一篇一千多行的拉丁文诗歌 *Syphilis sive Morbus Gallicus*
（*Syphilis or the French Disease*），内容描述一个名叫 Syphilis 的
牧羊人见证了梅毒在意大利肆虐的情形，其中含有对梅毒病征与
病情的描写、当时流行的对梅毒传播的认知，也掺有他自己对传

染物和"疾病种子"（seminaria）的早期想法。Seminaria 是拉丁文，英译为 seeds and germs。

梅毒的正式病名 Syphilis 也源自这首诗。在拉丁文，Syphilis 这个词本来颇有浪漫气色：syn- 是结合，-phile 是爱。

传染理论脱离中世纪

因为是诗歌体裁，夫拉卡斯托罗的 *Syphilis sive Morbus Gallicus* 里面的医学概念难免含糊，有时更互相矛盾。夫拉卡斯托罗笔下的"疾病种子"似乎不一定是像植物种子那样的生物体，有时像颜料染色的微粒，甚至宇宙散落地面的污染微尘。在他的诗中，有些段落似乎把可怕的梅毒瘟疫归咎于 1345 年 3 月 22 日"土星、火星和木星"三星连珠的天文异象。夫拉卡斯托罗是否相信天人感应？抑或如某些学者的理解，他是在讽刺流行的占星学迷信？

无论如何，到 1546 年发表专著 *De Contagione*，他的理论已经与中世纪的星象学（astrology）切割。夫拉卡斯托罗没有显微镜，但基于观察和逻辑推论，他相信传染病是由某种微细的"疾病种子"传播，经三种途径人传人。一些传染病明显是人与人接触直接传染的，例如天花病、梅毒；第二种途径是由不洁衣物或环境微粒间接触传染，为中世纪医学界熟悉的例子可能是疥疮，但肺结核病人的痰涎和咳血玷污的衣物亦在此列；第三类完全不须直接或间接身体接触，似乎是隔空也可传染的，中世纪熟悉的疾病是黑死病。

疫症有多种途径人传人，这些推想已经十分接近现代感染控制（infection control）的理论。在第二种途径，夫拉卡斯托罗与他在帕多瓦大学的同事 Pietro Trapolino（1451—1509）都采用了 fomes（污染物）的概念，现今 fomites（感染控制）一词，就源自这里。污染物可以是物件也可以是生物。夫拉卡斯托罗与同事对污染物的描述是黏性的，这可能是从观察水果腐烂的情况所得的印象。腐烂情况会首先向相邻的其他水果蔓延，而非分散地各自腐烂。

夫拉卡斯托罗正确地观察到，梅毒不是由污染物传染，也不是隔空传染，只有直接接触才会人传人。他也正确地观察到，军队是传播疫症的媒体。早在 1510 年，他初出道在维罗纳行医时，眼见 8000 多士兵驻扎在市内，但毫无打扫街道的卫生措施，他就警告官员这会引致瘟疫流行。瘟疫真的暴发时，他避疫至郊外 Lake Garda 的别墅，在那儿接触到古罗马早夭的诗人卡图卢斯（Gaius Valerius Catullus, 84—54 B. C.）的遗迹，兴起灵感，动笔写他的长诗 *Syphilis sive Morbus Gallicus*。

夫拉卡斯托罗笔下的第三种疫症，即隔空传染，却是有些玄妙。*De Contagione* 书中有很多篇章标题为 "De Sympathia"。Sympathia 没有被翻译成英文，意思是 "同感"。似乎有一种未知的机制，可以令体质相通的人，即使只是隔空相会，也可以 "感" 出病来。不说黑死病，某些流行性的眼炎，也像是不经接触便可散播的。

"同感" 的理论看似迷信，却是跟航海用的指南针，以及对磁石与铁的观察有关。磁力与铁隔空感应，即使当时的人难明其中机理，却是真实的现象，可以观察研究。在夫拉卡斯托罗眼中，隔空传染的某些疾病，也是机理不明的真实现象。现今中文的 "感冒"、"感染"、"流感" 等词，也反映传统中医学的相近概念。

流行几个世纪的 "瘴气理论" 并没有被夫拉卡斯托罗的传染物理论推倒。现代微生物学的细菌学说，最终要经过 19 世纪两个杰出的同代科学家，法国人路易斯·巴斯德（Louis Pasteur, 1822—1895）与德国人罗伯特·科赫（Robert Koch, 1843—1910）之间白热化的竞争，才正式建立。

医院应对传染病

前文提到，从 15 世纪开始，意大利的城邦，如威尼斯、米兰与佛罗伦萨，其统治者已设法应对瘟疫，而医院并非抗疫的防线。

105

HIERONYMI FRACASTORII

DE CONTAGIONE

LIBER PRIMVS.

Quid sit Contagio. Cap. I.

NVNC autem de Contagione prosequamur, cuius gratia tot de sympathia & antipathia rerum quæsita sunt, ab ijs incipientes, quæ vniuersalia magis videntur, & aliorum principia. Quod igitur contagio sit quędã ab vno in aliud transiens infectio, vel ipsum nomen ostendit, in duobus enim semper contagio versatur, siue illa duo diuersa sint, siue duæ continuæ vnius partes: verum, quæ inter diuersa fit, simpliciter & proprie contagio dicitur, quæ vero inter duas vnius partes, non proprie, sed quodam modo. Videtur autem & consimilis esse in vtroq; infectio, & cui contagio fit, & à quo, tum enim contagionem factã dicimus, quũ simile quoddam vitium vtrunq; tetigit: quam ob rem, qui hausto veneno pereunt, infectos quidem fortasse dicimus, contagionem autem accepisse, minime:

B & in aere quæ simpliciter putrescunt, lac, & carnes, & reliqua, corrupta quidem vocamus, non autem contagionem passa, nisi & aer ipse corruptus consimiliter fuerit: de hoc autem diligentius in sequentibus inquiremus. Videtur autem actio omnis & passio aut circa rerum substãtiã fieri, aut circa accidentia: contagionem autem accepisse quępiam nõ appellamus, q calefactus ab alio fuerit, aut factus vitiosus, nisi per transumptionem: quapropter videtur contagio consimilis quædam infectio secundum substantiam. Vtrum igitur, quum domus incendio vicinæ ardet, cõtagionem vocemus? at certe neq; hæc contagio est dicenda, nec in vniuersum, quum totum ipsum corrumpitur primo, secũdum q totum est, sed tum magis, quum in particulis minimis & insensibilibus quædam infectio fit, & ab illis incipit: quod & nomen infectionis ostẽdit, infectum enim vocamus non corruptum, qua totum est, sed quodãmodo, & circa insensibilia: totum autem voco ipsum compositum, particulas vero minimas, & insensibiles voco eas, ex quibus compositio fit, & mistio. Exustio igitur circa totum ipsum fieri videtur, contagio autem circa particulas componentes, quanq̃ & ab ijs mox corrumpatur & totũ ipsum: propter quod & mistorum passio quædam videtur contagio. Quoniam autẽ dupliciter corrumpuntur, & intereunt mista, vno modo per aduentum cõ-

Fracastorij. DD trarij,

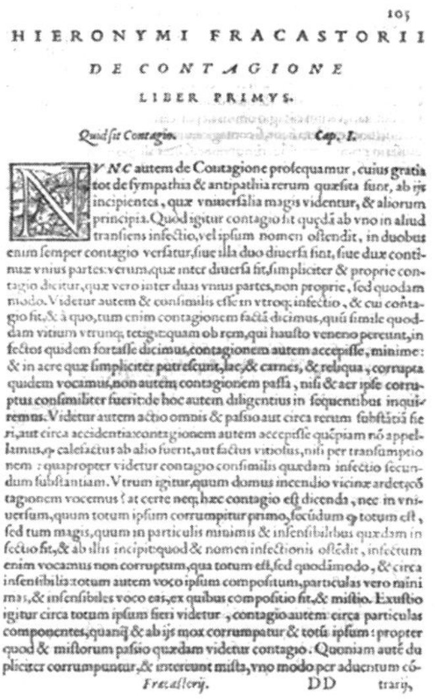

吉洛拉谟·夫拉卡斯托罗的 *De Contagione*

英国起步应对疫症，比意大利迟缓得多。伦敦大瘟疫在1665年才发生是原因之一。天花与梅毒在17世纪前也开始肆虐英国各地。根据英国公共卫生史学者安妮·哈迪（Anne Hardy）的观察，在19世纪之前，英国医学无论在实践与理论，都是以病人个体为焦点（本书读者可以记得托马斯·西德纳姆为首的床边医学观察）。

在欧洲，早在法国大革命之前，巴黎高等医学院校的视点已经渐渐扩大至整体的国民医疗，英国医学界对传染病的对应，仍集中在个别的病人，例如医生强调的公共卫生教育，往往着重提高个人的健康卫生意识，包括派发提供对家庭和个人卫生意见的小册子，提倡与卫生相关的市民公德心。不单医学界如

此，在英国政府的认知，并没有以强力手段或组织力量全面抗疫的概念。[6]

医院对待染病人亦是各自为政，以自保为主。从 1720 年至 1745 年，伦敦开设了五家新的志愿医院（慈善医院），包括 Westminster、Guy's、St George's、London Hospital 及 Middlesex Hospital。它们各自订立硬性的入院规定，并没有灵活演进以适应社会的公共卫生需求的想法。[7]

有两类病人尤其不受志愿医院欢迎：酗酒的和患有性病的。1736 年，Westminster Hospital 的董事赞助人要求管理委员会，特别与其他主要的市内医院（除了慈善医院，伦敦主要的医院就是两家皇家医院 St Bartholomew's 和 St Thomas'）商讨如何防止这些不良病人被收入院。Westminster 自此订下政策：除非病人付给医院"非常慷慨的资助"，任何病人被发现有性病，不待治愈便勒令出院。医院的仕女赞助人更要正式致函院方表达不满。[8]

有些志愿医院没有那么排斥性病患者。London Hospital 在 1741 年议决，病人患的无论是否是性病，都是慈善服务对象。院方坐言起行，一个月内就在市内觅得独立房子，以每年 15 英镑租金租用，任命一位护士长主理，专门接收梅毒、天花和其他传染性的发烧病例。医院用意良好，但管理上遇上诸多麻烦。[9]

问题始终在于：在一个自称文明进步的城市，医院应当如何隔离和照顾传染病人？ St Thomas' Hospital 受政府公帑直接支持，从亨利八世御准为伦敦市的皇家医院开始（16 世纪中）已经不能拒收性病病人，它的处理方法是在医院背后不显眼的空地设立四个特殊病房，不提发烧传染，隐晦地称为 sweat wards（发汗病房）。[10]

发烧医院

英国对隔离和照顾传染病人的观念在 18 世纪中开始转变。标志是 1746 年，伦敦成立了号称是欧洲第一所专门接收天花病人的医院（The London Smallpox Hospital）。这所医院最初规模很小，只有 13 张病床，也没有什么防治天花的好方法，詹纳提出接种牛痘疫苗预防天花的论文是 1798 年才发表的。天花医院最初的功能就是把具有可怕的传染性的病人隔离。在医院 1760 年的报告中，一个董事从中观察到，在 18 世纪天花肆虐时，普通人连打开窗子都视为高危，因为天花似乎是一有个案出现就注定会四处传播，家家户户只要有一个成员染病，全家马上陷入恐慌混乱。[11]

规模如此细小的天花医院当然无力应付天花肆虐，但这打破了禁忌。医院病房正式作为应对传染病的工具了。

在 18 世纪 70 年代，无论在城市或乡镇地区（provincial

regions），也出现了建设发烧医院（fever hospital）和社区药房诊所（dispensary）的运动。伦敦的第一个社区药房诊所就在 1770 年开设，到 1800 年市内的社区药房诊所已增至 16 间，每年处理 5 万个案例。病人并不是全属于发烧类别，就是透过这些深入社区的药房诊所，以及相关的家访，让伦敦医生接触到贫穷的家庭。这些伦敦医生初到贫困的普通民众社区，与他们惯常上门家访尊贵病人诊治的经验大不相同，未免感到震惊，但亦因此逐渐形成新的进步思想，关心社会整体的医疗需要。日后英国的普通家庭医生（general practitioners）服务，也就是源自社区药房诊所。[12]

第一家自愿接收传染病（天花病除外）的医院是于 1802 年伦敦创立的 The London Fever Hospital。这家发烧医院正式名字很长：Institution for the Cure and Prevention of Contagious Fever in the Metropolis（伦敦市传染性发烧病防治所）。[13]

在市内设立这样一所发烧医院必然招来各方攻击。历史悠久的医学杂志《柳叶刀》（The Lancet）在当时尚未有今天的开明理念，有议会代表 Thomas Wakley 便借《柳叶刀》猛力攻击发烧医院的主诊医生 Southwood Smith（1788—1861），谴责他身为医生，竟然出力支持发烧医院的董事，认为在一个住有 6 万人的市区设立这样一间医院接收最可怕的发烧个案，无异"瘟疫死亡屋"（a deadly pest-house）。发烧医院后来在舆论压力下一再迁址，迁离人口集中的社区。[14]

伦敦发烧医院在开院时委任了两位医生，一位是 Southwood Smith，另一位是 Alexander Tweedie（1794—1884）。据上面引述安妮·哈迪的文章描述，两人对推动社会正面接受照顾发烧病人，贡献很大。两人也有在政府的药房诊所服务的经验，同样受到当代革新的法国医学科学与巴黎的新式医院潮流的影响。

发烧病房

尽管发烧医院在伦敦以及乡镇地区陆续出现，大多数医院面对的难题是如何在普通医院内处理可能有传染性的发烧病人。

如前所述，较保守的医院拒收有传染性的发烧病人，多数医院会研究在接受发烧病人与保护其他住院病人之间如何取得平衡。在志愿医院中，曼彻斯特城的 Manchester Infirmary 在 1781 年最先订立正面的政策，订明病人可以在自己家中接受到访的人员诊治。1790 年，医院设立与病房区分离的门诊部。

在纽卡斯尔，Newcastle Infirmary 的医生认真地研究应否设立发烧病房。他们参考的对象是伦敦 St Thomas' Hospital 与 Guy's Hospital，因为这两家医院都接收发烧病人，而且透过病房分隔，似乎能有效预防院内传播。

　　纽卡斯尔的医生在向院方提建议时，论点是这样的：毫无疑问，在普通病房，一个医生也可以相当有信心地辨识已经充分展露症状的传染性发烧病人。然而，我们知道，发烧病的传染物可以在病人身体潜伏数天甚至几个星期。它常常在以下的情况入侵那些不设发烧病房的医院。当发烧病在一个小镇流行，贫困的病人也许因风湿病或伤风鼻炎等症状申请入院，再有智慧的医疗诊断也不能及早察觉潜伏的传染物。传染病人入院后可能好几天或几周也不被发现。如果医院提供发烧病房，病人先在其中接受观察，一旦确认可能是传染性发烧病即令出院，其余的病人就可能逃过感染。[15]

　　这些论点，与现今医院因应新型流感出现（也可以是其他传染性发烧病）而设立发烧病房，其推理模式是一致的。当然，现代医院有更高规格的隔离病房，也有多种快速测试，可以更早确诊发烧病的病因，但读者可以想象，当疫症流行，入院的病人众多时，隔离病房不敷应用，在普通病房区内划出发烧病房接收疑似传染性发烧的个案，仍是不得不考虑的对策。

　　到了 19 世纪大多数英国医院已采纳发烧病房的建议，但它的实效还是备受争议。发烧病房似乎只可以抵挡普通的传染病（如麻疹），面对厉害的天花病就抵挡不住。St George's Hospital 在 1870 年就发生过院内天花病暴发。[16]

注

1. The University of California Museum of Paleontology. Antony van Leeuwenhoek (1632–1723): http://www.ucmp.berkeley.edu/history/leeuwenhoek.html; the Paper Project: http://paperproject.org/microscopehistory/

2. Online Etymology Dictionary, miasma: www.etymonline.com/index.php?term=miasma

3. Mitchell, Peta. *Contagion Metaphorp.* Bloomsbury Academic, 2014, 41–43; Magner, Lois N. A. *History of Medicine*, CRC Press, 305.

4. Smith, Curtis V. Syphilis and theories of contagion: https://thelibertarianalliance.com/2012/10/01/syphilis-and-theories-of-contagion/

5. Nelson, Kenrad E. & Williams, Carolyn F. Early history of infectious disease. In *Infectious Disease Epidemiology: Thoery and Practice* (2nd edition). Jones and Bartlett, 2007, 1–21.

6. Hardy, Anne. *The Medical Response to Epidemic Disease During the Long Eighteenth Century* (Part of the online series, Epidemic Disease in London, the Centre for Metropolitan History): http://www.history.ac.uk/ihr/Focus/Medical/epihardy.html

7. 同上。

8. Waugh, M. A. Attitudes of hospitals in London to venereal disease in the 18th and 19th centuries. *Brt. J. Vener. Dis.*, 1971, 47, 146: http://www.ncbi.nlm.nih.gov/pubmed/4930144

9. 同上。

10. 同上。

11. Rivett, Geoffrey. *The Development of the London Hospital System, 1823–2015*: http://www.nhshistory.net/smallpox_and_fever_hospitals.htm

12. 同注 6。

13. Woodward, John, 65.

14. 同注 11。

15. Woodward, John, 62–3.

16. Woodward, John, 73.

第十二章

医院通往死亡谷？

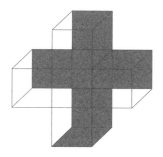

20世纪的学者研究18至19世纪英国的志愿医院时，有一种看法是：在1850年之前，志愿医院对病人来说简直就是"通往死亡的大门"（gateways to death）。这些学者认为，志愿医院环境差，入院病人死亡率高是常态。这个形象化的苛刻说法似乎是在1972年经 E. M. Sigsworth 的文章发表的研究成为定论。[1]

医院死亡率的疑惑

T. McKewon 与 R. G. Brown 早在1955年就这样尖刻地说：

> 事实上，对于这一时期的医院最大的控诉不是它没有令病人得益，而是它简直是真的有害。常见的病人死因是传染性疾病；任何一个病人入院接受治疗也面临致命感染的风险。要到很久以后的时代，入院病人才可以相对肯定会死于自己本身的疾病（而非因为在院内受到感染）。[2]

在19世纪前后，流行病学家与医院的改革者已经明白，必须以统计数字来说明问题，争取政治支持。南丁格尔和她的流行病统计学家朋友威廉·法尔是其中知名的人物。约翰·伍德沃德（John Woodward）经仔细分析，认为那些全面否定志愿医院的批评，不单是失诸苛刻，其理据很可能更是客观上不公允。

伍德沃德的分析有两方面。一是根据英国医院改革者约翰·霍华德（John Howard）考察英、法两地医院的报告，一般英国人视为医疗榜样的巴黎市内的医院，病人死亡率比英国的志愿医院要高得多。例如著名的巴黎 Hôtel-Dieu，每五个病人入住就有一个死亡。约翰·霍华德是个十分认真的改革者，对志愿医院的评语还是肯定多于否定。[3]

另一分析是根据当时与威廉·法尔书信往来论战的学者 T. Holmes 和 J. S. Bristowe，他们提出威廉·法尔和南丁格尔在统计上的一些疏漏，认为两位改革者夸大了医院的死亡率。[4]

更基本的问题是，粗糙地看病人入院死亡率，而不注意病人本身所患疾病的急性与严重性，会有推论上的偏差。例如乡镇的志愿医院的病人死亡率比城市内的医院低，这可能是前者的确比较安全，但也很可能是它们接收的病人种类与城市的医院不同。

T. Holmes 和 J. S. Bristowe 提出有力的辩论观点：假设有固定人口 1 万人，一年中有 200 人死亡，死亡率是 2%。但是，如果在这特定的一年，这相同的 1 万人先后入住一间有 2000 张病床的医院内，（依法尔的计算结果）就会把机构的死亡率计算为 10%。再举一个例，如果这 1 万人住进有 1000 张病床的医院，或是一个更小型只有 500 张病床的医院，死亡率就分别是 20% 和 40%！

他们认为，威廉·法尔和南丁格尔在某些地方犯了一样的统计学的低级错误，混淆了病床与病人两组性质完全不同的数目！[5]

这些发生在一百多年前的辩论，不是今天一般读者会感兴趣的，但它显示了那个时期的人，是如何严肃地追寻改革医院服务的安全性。可能就是这一种进步精神，稍为平衡了过去以医学家为焦点的医疗观。医院走向现代化，改革临床管理是重要的一环。

维也纳总医院

伍德沃德对英国的志愿医院的评价，比其他苛刻的学者较为公允；然而拿巴黎 Hôtel-Dieu 作为比较标准，却是有点问题。法国大革命之前巴黎的 Hôtel-Dieu 固然规模很大，亦称得上远近驰名，但它长期地超负荷运作，病房环境十分恶劣，一张大病床会安置五六个病人，卫生管理也欠缺，当时的确可能危害病人。虽然英国志愿医院的死亡率比 Hôtel-Dieu 低，也并不让人放心。

启蒙运动时期欧洲的医院有进步的观念，但医学上的进步并没有很快转化为安全有效的医院服务。维也纳总医院（Vienna General Hospital，德文 Allgemeines Krankenhaus der Stadt Wien，简称 AKH）的产妇感染死亡案例，是医院史上著名而深刻的教训。

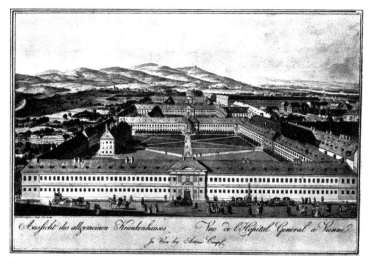

➕ 维也纳总医院

　　维也纳总医院不是一家普通的医院。它是奥地利哈布斯堡王朝（Habsburg Monarchy）在 18 世纪黄金时期经三朝君主建设的医院旗舰。它的前身雏形是收容贫病无依的机构（Home for the Poor and Invalid），1693 年由奥皇利奥波德（Leopold）一世下令建造，规模已可容纳 1000 多人。在玛丽亚·特蕾莎（Maria Theresa）女皇长时期的"开明君主制"（enlightened despotism）统治下，容量很快扩至 1700 余张病床。继承她的儿子约瑟夫二世（Joseph II）在 1780 年下令检讨全国医院建设，把一般济贫工作下放至地方政府机构，中央则锐意建设比法国更有气魄的全欧洲最大的医院。维也纳总医院换上新装，负起新使命，在 1784 年 8 月 16 日启用时是一时盛事。[6]

　　在维也纳总医院工作过的医学家当中，最知名的是精神分析学派的创始人弗洛伊德（Sigmund Freud, 1856—1939）和最先发现人类 A、B、O 血型的卡尔·兰德斯坦纳（Karl Landsteiner, 1868—1943）。现今维也纳总医院仍是出色的教学与科研的医学中心。

医学史家阿斯舒勒论定，从 1848 年至 1918 年第一次世界大战之前，维也纳是全欧洲以至全球的医学首府。[7] 维也纳总医院就是医学首府的旗舰。

从玛丽亚·特蕾莎女皇励精图治开始建设维也纳总医院，到它在 19 世纪下半叶成为医学旗舰，中间有一段并不那么光彩的故事。主角是伊格兹·塞麦尔维斯（Ignaz Semmelweis, 1818—1865）医生。塞麦尔维斯在死后获得崇高的历史评价，甚至被称为现代医院感染控制之父，生前却是被维也纳医学界排挤的对象。

塞麦尔维斯出生于匈牙利布达佩斯，现今布达佩斯的医学博物馆以他命名。在他的时代，匈牙利地区是奥地利的一部分。

网上有一篇文章《恶魔产房之谜》，描述塞麦尔维斯因为择善固执带来的坎坷遭遇，淋漓尽致。[8]

恶魔产房之谜

以下撮录了《恶魔产房之谜》部分内容，也参考了其他有关塞麦尔维斯的生平资料，略加修改删节：

早在 1664 年，巴黎天主医院（按：即 Hôtel-Dieu，本书译为主宫医院）已设有产科病房，但是直到 18 世纪的后半，才有更多专责用以照顾产妇的医院出现。设立产科病房却也造成了疫情的产生，令人闻之色变的是"产褥热"（puerperal fever）。1746 年 2 月，Hôtel-Dieu 有 20 位产妇罹病致死，无一幸免，这是在医院史有记录的产褥热的暴发首例。当时医学界认为是空气污染伤口所致。之后，欧洲各地的医院陆续暴发。住进医院生产的产妇，死亡率往往比在家中生产的产妇高上数倍。

在 19 世纪中期，维也纳大学医学院是德语系学术单位之中的翘楚。雄伟的维也纳总医院在 1784 年开张，拥有最杰出的学者与医生，也设有举世规模最大的产科病房。首任产科学系主任 Johann Boer 曾到英法两国深造，观察到英国医生接生时采用温和技巧，方法自然，因此也在维也纳总医院采取相同的做法，减少检查阴道次数，非必要时不借助生产钳等器械。他认为病理解剖的临床成效未显，并不重视。Boer 对自然分娩的尊重，使得产褥热的病例大幅减少。

1823 年，Johann Klein 继任产科学系主任，方针大变。Klein 强调，学生必须使用尸体来进行解剖学习，并且放宽在分娩时采用阴道检查和产钳的限制。产妇的死亡率在他上任后激增。在 1834 年，他又兴建了第二区病房，用于训练助产妇。在助产妇接生的病区，产妇死亡率却比由产科医生和医学生主理的第一区病房低！

公众很快便知道，第一区产房的产褥热死亡率比第二区产房高上好几倍；产妇都希望到第二区产房生产。可是，她们只能依照次序轮流被分配到两区的产房，一些被指定要到第一区产房的产妇跪地恳求不要去第一区分娩，有些甚至故意就在街头产子（称为 street birth），她们认定由第一区的医生诊治就是死亡的前兆。

1846 年，塞麦尔维斯当上了 Klein 的助理医生，每天的职务是准备教授的复诊，照顾难产，教导学生、撰写记录。他却花上大量精力研究产褥热的成因。

塞麦尔维斯苦思感染源头

根据塞麦尔维斯的观察，第一、二分区产房接生的数量相同，但是，在第一区每年因产褥热而死的病例平均为 600 至 800 例，第二区则只有 60 例。两区唯一差异就是工作人员。第一区产房由医生和学生接生，第二区产房所有分娩都由助产妇接生。其次，同期在院外的维也纳没有疫情发生。产妇在家分娩，不论是由医生或是由助产妇接生，死亡率都很低。如果关闭产房一段时间，通常就能阻止疫情；关闭期间在医院别处分娩的产妇，也不会染病。

有人认为产褥热可能与天气有关，但是医院的记录显示，天气变化与产褥热并无关联。

其他的观察是：有严重的伤口的产妇似乎较容易感染产褥热；因产褥热而死的产妇，其生产的婴儿较多因相同的病症而死。

至此，塞麦尔维斯认定，第一区的产房有导致产褥热死亡的特定因素，而产褥热是经由直接接触传播。就在此时（1847年），他的好友法医病理学家在解剖尸体时意外被解剖刀割伤，几天后就死了。解剖发现，他的尸体各器官化脓，和产褥热的妇女的病理发现相同。塞麦尔维斯推想，尸体可能带有某种高传染性的"死尸颗粒"（cadaver particles），经学生和医生从解剖室被带到产房。因为学生与医生会在解剖室检视刚死于产褥热的女尸，之后没有洗手，或仅是随便洗洗，就直接进入与解剖室相邻的第一区产房照料产妇，这便把肉眼看不见的病原直接送进产妇体内。在第二区产房由助产妇接生，并不进行尸体解剖，故此不会有这种接触"死尸颗粒"的问题。

他还观察到，当产科学系主任 Klein 的助理医生较为疏于解剖，产妇死亡率就下降；反之，当有人对于解剖兴趣大发时，产妇的死亡率就会上升。

塞麦尔维斯深信，只要学生和医生有纪律地去除感染的物质，就能防治此病。他强烈要求医生、学生们在尸体解剖后，在接触产妇前，要用氯水（后来改用氯化石灰水 chlorinated lime，现在用 calcium hypochlorite）洗手。此后 7 个月，第一区产房的死亡率下降至 3%，和第二区产房相若。在 1848 年，第一区产房的死亡率更下降至 1.2%。

孤僻郁结

按道理，这种种十分严谨的观察，只要进一步研究和写成论文发表，应该就会开启医院防感染的一场革新。偏偏塞麦尔维斯只是精于观察描述和归纳推论，不是会做科学实验的那种医学家，而且他自小语文能力拙劣，不愿意撰写论文。1847 年秋天，维也纳医学会杂志的主编试行发表塞麦尔维斯的一些发现，医学界却全无响应。

1848 年，欧洲各国发生革命，整个欧洲响起民主与自决呼声。在维也纳，1848 年 3 月，医学生及年轻教职员带头冲入议会。塞麦尔维斯也投入了争取匈牙利自治运动，他的政治行动招来上司 Klein 更深的厌恶，趁他任期届满，决定把他请走，指责他专断独行强迫同僚以氯水洗手。塞麦尔维斯在 1849 年 3 月离职，之后向维也纳当局申请私人教授助产妇的执业批准，被一再拖延，好不容易得到批准时，当局却限制他不准使用尸体来进行教学。塞麦尔维斯愤然离开维也纳，回到出生地布达佩斯。

他离开维也纳时，甚至气愤得没有向支持自己的朋友道别。讽刺的是，那道不准他使用尸体来进行教学的"禁制"，原来只是文书上的错漏！如果他稍作查证，说不定就会留下来，之后的人生轨迹会不一样。[9]

塞麦尔维斯老家布达佩斯的医院同样有产褥热病例，他一样雷厉风行地要求同僚用氯水洗手，虽然产褥热的发生率降低了，他却又得罪了一大堆人。

差不多十年后，塞麦尔维斯已经结婚成家，但是对当代医学界的保守和对他的理论的愚蠢攻讦仍忿忿不平，终于动笔写下一本厚达 543 页的巨著《产褥热的病因、观念及预防》（*Die Ätiologie, der Begriff und die Prophylaxis des Kindbettfiebers*，英译 *The Etiology, Concept and Prophylaxis of Childbed Fever*），于 1860 年自行出版，寄送全欧洲顶尖的产科医生与学会，依旧无人理会。

自此他出现各种精神症状，时郁时躁，酗酒、健忘，颓废嫖妓。1865 年他被发现失智，被哄骗送到精神疗养院。入院后的塞麦尔维斯想逃走，但被看护人员强硬处理。两周后，他在疗养院去世。他的死因不明，但尸体解剖发现内脏受伤化脓。

以上长篇摘录塞麦尔维斯的黯淡故事，除了是故事主人翁本身令人触动，更是因为从中很能见到，正在诞生的现代教学医院，在进步底下颇有荆棘曲折。

如前述，在维也纳总医院，主管阶层一直认为，死亡率下降是因为病房刚装好的通风系统奏效。不要忘记这还是"瘴气理论"流行的年代。

相反意见

关于塞麦尔维斯遭受排斥的英文资料很多，观点角度并不是一面倒地同情他。例如维也纳大学 Dr. Anna Durnová 从政治学分析，真理并不是凭个人坚持就能单向地令人信服的，往往经过商讨互动，才有望得到认受。[10] 回看那一段历史，一些产科同行也是基于平实的学术推理，而批评塞麦尔维斯的理论过于武断。例如塞麦尔维斯坚信"死尸颗粒"是产褥热的总源头，但何必完全否定传染体也可以来自多个源头，例如其他病人？一位丹麦医生说，尸体可以传播疾病不是新理论，为什么塞麦尔维斯不是集中

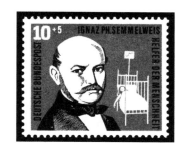

✚ 1956 年发行的塞麦尔维斯肖像
邮票

研究有产褥热病理症状的尸体，而要坚持所有尸体都会离奇地产
生无人可见的"死尸颗粒"？[11]

　　一些资料显示，塞麦尔维斯性格的确有点专断乖张，他视所
有反对与批评他的人如仇敌。塞麦尔维斯这样写信咒骂一个不同
意他的洗手主张的维也纳妇产科教授："你，教授先生，已经成为
这场屠杀（产妇）的同谋。"对另一个医生他写道："你，Hofrath
先生，既未能驳倒我的信条，更继续培养你（反对洗手）的学
生，我在上帝和世界面前宣布，你是一名杀人犯，若果后世在悲
惨的产褥热疾病史上封你为医学上的暴君尼禄，对你也不是不
公平。"[12]

　　现在我们知道，产褥热链球菌是 Streptococcus pyogenes 所
致。这种细菌在没有病症的产妇阴部也可发现，不一定来自腐烂
的尸体。当然，不注重卫生的医生和学生会把细菌带到产妇分娩
后的伤口。把病理解剖室设在产室病房旁，更是传染风险来源。
塞麦尔维斯有些理论太偏执，但大体上是对的：在看来令人肃然
起敬的大型教学医院，过于自信的医生是传染致命疾病的媒介，
而致命的传染病暴发本来是可以防止的。

注

1. Sigsworth, E. M. Gateways to death? Medicine, hospitals and mortality, 1700−1850. In Mathias, P. (ed.). *Science and Society 1600–1900*. Cambridge, 1972, 97−110.

2. Woodward, John, 123; McKewon, T. and Brown, R. G. Medical evidence related to English population changes in the eighteenth century, *Population Studies*, 1955, 6: 125.

3. Woodward, John, 123.

4. Woodward, John, 124−5.

5. Woodward, John, 125.

6. Risse, G. B., 258−260；可参考：http://en.wikipedia.org/wiki/Vienna_General_Hospital

7. Altshule, Mark D., Chapters 6 & 12.

8. 可参考：https://m.facebook.com/notes/.../ 恶魔产房之谜 /829402947 084401/

9. Miller, Patti J. Semmelweis. *Infection Control*, 1982, Vol.3, No.5, p.405−409.

10. Durnová, Anna. Negotiating Truth: Semmelweis, Discourse on Hand hygiene and Politics of Emotion: http://www.sis-e.org/downloads/ SISE%202014%20Semmelweis%20Lecture_Negotiating%20Truth_ Text.pdf

11. 可参考：https://en.wikipedia.org/wiki/Contemporary_reaction_to_Ignaz_ Semmelweis

12. Best, M. & Neuhauser, D. Ignaz Semmelweis and the birth of infection control. *Qual Saf Health Care*, 2004, 13: 233−34: http://qualitysafety. bmj.com/content/13/3/233.full

第十三章

医院护理变革

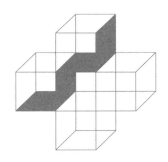

在第三章我引述了 Lindsay Granshaw 一段讥讽话："医院的历史多由医生撰写，其中便多以医生为焦点。除了医生，其他医疗人员仿佛没有踪影。"我尽力避免把医院的历史进程与杰出医生的个人成就混为一谈，但不意间，本书还是突显了好几位杰出的"××××之父"！按时序表列：

托马斯·西德纳姆（Thomas Sydenham）	1624—1689	英国医学之父
安东尼·列文虎克（Antonie van Leeuwenhoek）	1632—1723	现代微生物学之父
赫尔曼·波哈维（Herman Boerhaave）	1668—1738	现代医学教育之父、生理学之父
乔瓦尼·巴蒂什·莫尔加尼（Giovanni Basttista Morgagni）	1682—1771	病理解剖之父
玛丽·比沙（Marie François Xavier Bichat）	1771—1802	解剖组织学之父
本杰明·拉什（Benjamin Rush）	1746—1813	美国精神医学之父
伊格兹·塞麦尔维斯（Ignaz Semmelweis）	1818—1865	现代感染控制之父
威廉·奥斯勒（William Osler）	1849—1919	现代医学之父

这些人物总算各有风貌，并不是千篇一律的伟大医学家。研制显微镜的列文虎克是爱钻研观察的布帘商人；莫尔加尼有深厚

的病理解剖知识，又是上层社会的名医；塞麦尔维斯是执着改善医院感染、郁郁不得志的年轻医生；本杰明·拉什的临床医术有点蹩脚但热情投身社区和推进精神医院改革；波哈维和奥斯勒都是伟大的医学教育家，但前者是科学家而后者是善于聆听病人的床边医生。西德纳姆是床边医学观察的大家，比沙却是实验室医学（laboratory medicine）的典型。笼统地说，医院走进现代，的确是很多方面的力量微妙地汇聚才发生的。

深研近现代医疗发展的史家 Rosemary Stevens 提到，在 19 世纪末之前，英国社会的中上阶层根本不需要也不大会入住医院。医院能给的治疗护理，富人在家更能舒适地得到；反过来说，在家接受治疗护理比住医院更为安全。医院在 19 世纪末 20 世纪初成为各阶层也信任依赖的医疗场所，有三大因素或条件：医院能够对抗感染，消毒技术令外科手术变得安全（按：应该加上麻醉学的出现），以及因南丁格尔护理革命引发注重卫生的现代医院建设。[1]

下面先谈南丁格尔的护理革命。

现代护士之母

南丁格尔（Florence Nightingale, 1820—1910）是毫无争议的"现代护士之母"。在 20 世纪初，南丁格尔几乎成为绝对完美的现代护士象征和典范。她打破维多利亚时代英国中产阶级的淑女框框，走出一条打破传统的护理之路。在克里米亚战争（Crimean War）环境卫生极其恶劣的战地英军医院，她顶住军官将领和总医官的不满甚或阻挠，改革病房卫生，大大降低伤兵的死亡率。英国《泰晤士报》（The Times）记者热烈追访她在战地医院领导的护理，更为她筹款。

战后回国，她的名声成为下半生改革医院和建立英国第一所护理学校的最大资本。她令护理工作的社会地位大为提高。更完美的是，在克里米亚的战地病房，还有诗一般的"提灯天使"形象。美国著名的诗人亨利·沃兹沃斯·朗费罗（Henry Wadsworth Longfellow, 1807—1882）在诗歌"Santa Filomena"为她写下脍炙人口的诗句："看！在那悲惨的房中，我见到一位提灯的女士。"（"Look! In that house of misery, a lady with a lamp I see."）歌颂的诗句还说，每当她夜里巡房时，士兵会亲吻她被油灯映在墙上的身影。

近年有一些前卫的作者为历史翻案，认为南丁格尔被美化到不似真人。他们认为南丁格尔的故事多是基于她本人的书信和著作，而南丁格尔爱憎分明，下笔存偏见，把与她主张不合的人"妖魔化"。翻案的作者甚至连她获委任带领护士队伍上克里米亚战场，改革战地病房的管理，也视为充满复杂政治的斗争。批评

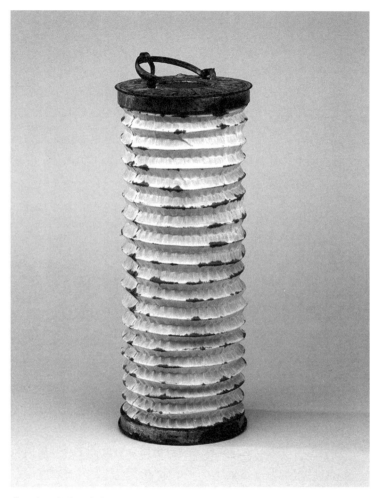

➕ 南丁格尔的提灯

者指出，关心战地病房的人不止她一个，病房卫生的改进背后亦非她一人之力，她独揽了太多功劳。

翻案的争议是说不完的。厚道的医学史家 W. F. Bynum，在谈到南丁格尔捐钱给 St Thomas' Hospital 办护理学校的情节时，轻轻加一句："凡是有关南丁格尔的事情，没有一桩是简单直接的。"（"... nothing to do with Nightingale was ever straightforward..."）[2]

试图把南丁格尔从神坛拉下来的作者似乎是用力过度，几乎把她对医院现代化的独特贡献一把抹掉了。下面谈改革先锋南丁格尔，但首先我们要看看令她成名的克里米亚战争。

克里米亚战争，开先河

克里米亚战争在 1853 年至 1856 年间爆发，主战场在克里米亚半岛，起点是俄罗斯觊觎日渐分裂衰落的奥斯曼土耳其帝国，要求在奥斯曼帝国境内建立保护地，借口是要保护土耳其境内的东正教徒。俄罗斯的计算是：土耳其应无力反抗，而西欧的英、法两国在经历拿破仑战争（1803—1815）之后不会有胃口再次开战。它计算错误了，土耳其果敢地与俄罗斯开战以示不屈，一旦开战而形势不利，英国和法国便备受民情压力，在考虑地缘政治利益之下，先后于 1854 年对俄罗斯宣战。[3]

俄罗斯在英、法（后来加上萨丁尼亚王国，即现代意大利的前身）参战一年后就呈败象，这场战争并没有演变成漫长的大战，但克里米亚战争被称为世界史中的"第一次现代化战争"。各种新科技已经派上用场：蒸汽驱动的铁甲战船、现代的爆炸性炮弹初次被使用；铁路火车首次用于运送补给增援。[4]

战地医院也是在克里米亚战争中首次被使用，这成为南丁格尔展示使命感与坚强领导的场地。电报通信刚在不久之前面世，媒体记者把战地现场消息直接发送返英国，更越洋到美国。近乎即时的新闻报道在英美社会化为炽热的舆论激情。这亦成为南丁格尔在欧美声名大噪的必要因素。

南丁格尔在 1854 年受她的老朋友、作战部长 Sidney Herbert（1810—1861）委任，带领了 38 名经挑选（但并非都是富有护理经验）的妇女于 1854 年 10 月 21 日离开伦敦，前往克里米亚。在出发的一刻，这已开创了两个先河：这是英国首次有妇女人员上战场照顾伤兵，也是英国首次有女性接受政府的正式委任。

南丁格尔的克里米亚任务是彻头彻尾的政治任务。英国和法国几乎同时参战，但在记者的战地报道中，两军的组织与准备有天渊之别。法国伤兵在战地医院受到由经过良好训练的"慈善修女"护士照料，英兵的战地医院破烂而恶劣。哗然的舆论令英国政府十分尴尬，不得不快速响应。作战部长自然马上想起南丁格尔。

出发前,南丁格尔接下作战部的两道指令:一是护士在战地须完全遵循军队医生与补给部的指示工作;二是严禁宗教纠纷。这两道指令预见了南丁格尔领导战地医院护士碰到的巨大困难。[5]

南丁格尔的战地护士,时代缩影

带领着 38 名护士往克里米亚的南丁格尔只有 34 岁。据自述,南丁格尔 17 岁时听到了上帝的召唤,立心投入护理病人的使命。她很早就认定护理需要知识。这是维多利亚时期的英国,淑女可以获得优雅的教养,包括阅读文学,学习音乐,然后待嫁。活跃的仕女可以从事慈善探访,或是参与一些慈善机构的委员会。受薪护士是社会低下阶层的职业,地位类同仆役,她们的形象无论在写实作家狄更斯(Charles Dickens, 1812—1870)笔下抑或是志愿医院的档案,都是粗鲁、酗酒的无知妇女。南丁格尔却是出生于佛罗伦萨的饱学女性,通晓五种语言,在家有名师教授数学而且极有数学天赋。她受上帝召唤富有神秘的宗教色彩,但具体信仰内容是以科学和数学见证上帝的伟大。她的家族是博学而充满进步思想的政坛人物,祖父 1784 年至 1830 年任国会议员,推动激进的改革,包括废除奴隶贸易、通过宽容的天主教解放法案。

这样成长的南丁格尔对投身护理的想法，当然不仅仅是作为一个普通的病房护士而已。24 岁，她自主地出发到欧洲大陆进行漫长的旅行，考察法、德、比、意等国的医院。她的考察远至埃及亚历山大港，在那儿见到由"慈善修女"管理得井井有条的医院病房。[6]

六年后（1850 年），在家人的反对下，她前往德国 Kaiserswerth，在新教牧师 Fliedner 设立的护理学校进行为期 4 个月的学习。在欧洲大陆，新教的"女会吏护理"（Kaiserswerth Deaconess Nursing）与天主教"慈善修女"的护理齐名，是 18、19 世纪时期质素较好的护士来源。在英国，前卫的社会改革家伊丽莎白·弗莱（Elizabeth Fry, 1780—1845）在成功倡议改革监狱之后，于 1840 年率先成立护士学校培训有纪律的护士，她也是南丁格尔佩服的先行者。历史上被印刷在英国纸币上的女性肖像，维多利亚女王是第一位，伊丽莎白·弗莱是第二位，南丁格尔是第三位。

1853 年，南丁格尔受聘为伦敦患病妇女护理会医院（Florence Nightingale Hospital for Gentlewomen）的院长，这是无酬工作，但成为获作战部委任带领护士到克里米亚的履历。

她花了很多气力挑选护士上战场，颇有掣肘也碰过钉。作战部规定，战地医院的护士比例，天主教护士数目不能超过四分之一。她向伊丽莎白·弗莱的护士招手，但被这机构的理事会否决，因为不愿让自己的护士受外人指挥。有些中上阶层的仕女全不熟练护士工作甚至并无经验，但兴致勃勃地通过各种人事关系加入，都为南丁格尔增添不少麻烦。

很多护士在克里米亚挨不了几个月就回国，其中不少是被南丁格尔严令辞退。这当中有纪律散漫的，有护理上无知的，但也有些是自重身份的仕女护士、天主教修女护士，由于宗教嫌隙、人事问题或权力角力，终于拂袖而去。在克里米亚两年间，先后遣派到南丁格尔队伍的护士共有 200 多名，包括 128 名劳动阶层妇女、9 名英国公教教会修女、28 名罗马天主教修女，和 52 名社会仕女。[7]

克里米亚之后，两种使命

南丁格尔在克里米亚的经历与本书的主题有间接的关系。最简略地说，从抵埗的第一刻不获准进入病房亦不准使用物资仓库开始，就预示了之后层出不穷的困难、纠纷和阻挠，南丁格尔以她惊人的意志，有时加上政治手腕，在被《泰晤士报》褒扬后，从美国得到募捐提供资源，在半年内就改善了多间战地医院的病房环境。然后她面对新来"增援"的天主教护士领袖和军队总医生的抵制与挑战；再而患上严重的克里米亚热（Crimean fever，相信是现今的 brucellosis，一种来自畜牧动物的长期发烧与肌肉

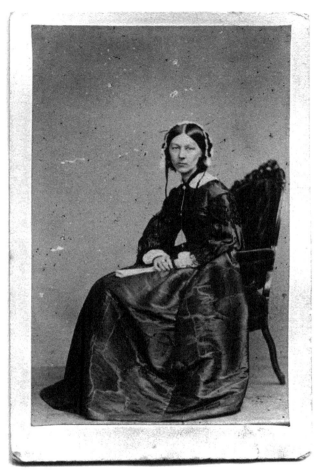

1856 年时的南丁格尔

疼痛病）。

战事在 1856 年 2 月结束，南丁格尔完成手上的工作后，11月返回英国，是最后一批撤离的人员。

或者由于两年不断的精力透支，加上被克里米亚热久病折磨，南丁格尔返回到英国后选择近乎足不出户的生活方式。[8] 在隐居中，她又以她惊人的专注完成两方面同样影响深远的工作：建设第一所世俗化的正规护士学校；推动英国本土与印度殖民地的医院卫生改革。

南丁格尔认为护士学校应与医院结合。她选中了伦敦 St Thomas' 医院作为办学基地，主要是因为考察多所医院后，特别欣赏和信任当时正在改进 St Thomas' 医院护士队伍的总护士长 Mrs. Wardroper。南丁格尔对建设正规护士训练的理念再清晰不过，非常现代的理念：

> 一个没有受过教育的人，妄自行医的话，人们可以公正地称他为江湖郎中，甚或是个骗徒。那么为什么没有受过教育的护士，不被视为江湖骗子？我想只是因为没有几个人会认为一个人能凭本能就理解内科和外科；但直至最近十多二十年，英格兰几乎所有人都以为，每个女人单凭本能就可以成为护士。[9]

St Thomas' 的南丁格尔护士学校不是首创，前文提及德国女
会吏办的护士学校、英国本土伊丽莎白·弗莱的护士学校，都是
新教徒团体训练护士的先驱。中世纪以来，"慈善修女"培育天
主教护士也受到尊重。南丁格尔护士学校却是第一所坚持世俗化
护理工作的学校。

在克里米亚，南丁格尔的护士队伍有公教教会修女、罗马天
主教修女，和各有宗教信仰的社会仕女，早在那个时期，她已严
禁护士在病房向伤兵传教。

另一方面影响深远的工作是推动医院卫生改革。媒体对克里
米亚战地医院的负面报道酿成政治风暴，南丁格尔回国后运用她
的所有才智和影响力，促使政府委任皇家专门调查委员会审视和
检讨。南丁格尔为此撰写了厚厚一本报告，其中运用大量统计数
字，说明伤兵的惊人死亡率并非不可避免。她的数学训练成为推
动医院卫生改革最有力的武器。

应用统计学改革医院

南丁格尔热爱统计学。这种热爱不是一般的兴趣，它蕴含着
对科学与宗教信仰合一的狂热。通过统计科学，人类可以认识到
神的律法；应用数学于人类社会，能揭示神的意旨。"通过研究

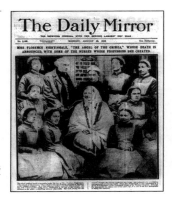

✚ 《每日镜报》在头版刊登南丁格尔逝
世的消息

统计学，我们领会上帝的目的。"（"We learn the purpose of God by studying statistics."）[10]

南丁格尔信服博学的弗朗西斯·高尔顿（Sir Francis Galton, 1822—1911）的看法：以统计方法研究自然现象是"人的宗教义务"。高尔顿是维多利亚时代英国的一个"文艺复兴人"。他是提出进化论的达尔文的表弟，研究人类学、遗传学与优生学、气象学与地理学，兼是热带探险家。他也研究指纹分析，发表的论文和书籍，被视为现代使用指纹作罪证搜查的基础。高尔顿更是非常杰出的统计学家和心理学家。现代统计学的"相关系数"（correlation coefficient）是他首先提出的概念。他在 1884 年出版了《品格的测量》（*Measurement of Character*），是测量学的科学方法的创立者。列举高尔顿这些博学履历，是要说明，南丁格尔的狂热是以深厚科学知识为本，不是空想的宗教狂热。

少女时期的南丁格尔就家里的聚餐上认识不少维多利亚时代的科学家，包括数学家查尔斯·巴贝奇（Charles Babbage,

1791—1871）和比利时天文学家、社会统计学家阿道夫·克托莱（Aldophe Quetelet, 1796—1874）。两人都是伦敦统计学会创始人之一。阿道夫·克托莱和前面提到的统计学家威廉·法尔与南丁格尔亦师亦友，长期支持她应用统计分析推动医院卫生改革。[11]

从克里米亚回国不久，南丁格尔发表了830页的报告，记述和分析英国军队医院的管理如何影响伤兵与病患者的健康，以及使用病床设施的效率。她以锐利文笔和大量数据说明军队医院是在如何恶劣的条件下运作。这本报告引发政府重组战争办公室的行政管理部门。[12]

报告内有一张统计图表，被视为南丁格尔运用数据分析推动医院卫生改革的示范之作。

这款统计图表有美丽的名称：南丁格尔的"玫瑰图"（Rose Diagram）。在统计学这是一种"极地图"（Polar Diagram），像鸟瞰地球北极。它真的很有南丁格尔风格：清晰洁净、专注而有心思、细节准确，具有坚强的说服力。图表标题是"军队在东方（战争）的死亡率的原因"。

图中两朵"玫瑰"，每朵12片花瓣，各代表一个月的军队死亡数字。花瓣愈大片，那一个月的死亡人员愈多。在每个月份，最近圆心的部分（浅红色）代表直接死于受伤的死亡人员；大面积的部分（灰色）是死于感染、恶劣环境造成并发症的人员；而

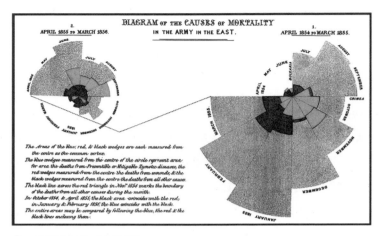

✚ 南丁格尔的"玫瑰图"

中间的部分（深红色）是所有其他死因。

　　图表说明了两点：一是大部分牺牲的军人并非直接战死，反而是在恶劣的医院环境中染病死亡；第二是在医院染病死亡并非不能避免的。右边较大朵的"玫瑰"是克里米亚战事第一年，到第二年医院卫生和照顾改善，浅紫蓝的面积缩细，显示在医院染病死亡人数下降。

　　以数据说明医院的质素以及对病人安全的影响，南丁格尔不是始创者，却是最有力的倡导者。现代医院管理绩效，要求客观而可量度的指标，追本溯源，可能也要数说南丁格尔。[13]

护理职权引发一场火热争辩

　　南丁格尔信念坚定，形象鲜明，政治影响力大，因此现代护理专业化（和世俗化）之路，总是以她为起点。

其实南丁格尔慈善基金拨款在 St Thomas' 创立英国第一家正规的护士训练学校时，伦敦的其他医院也在各自积极改进护理。King's College Hospital 在当时是一家规模甚小的医院，经过修女 Mary Jones（1812—1887）领导改善病房护理，很快成为远近皆知的卫生整洁典范，考察代表团从世界各地来参观研究，令 King's College Hospital 迅速冒起和发展。King's College Hospital 也有开设护士训练课程，规模当然不及有基金赞助 4.5 万镑支持的 St Thomas' Hospital 的南丁格尔护士训练学校。

King's College Hospital 冒起后，在泰晤士河南岸共有三所医院——King's、St Thomas' 和 Guy's hospitals——鼎足而立。论医学家，当以 Guy's Hospital（1721 年创立）最是人才济济，医生名声最为显赫。只数几位：Thomas Addison（1793—1860），今天肾上腺内分泌不足症 Addison's Disease 以他命名；Thomas Hodgkin（1798—1866），淋巴瘤病 Hodgkin's Lymphoma 以他命名；Richard Bright（1789—1858）是肾病医学家，首先分辨出肾衰竭与心脏衰竭引致的严重水肿其实是两种不同的病。

1860 年 St Thomas' Hospital 的南丁格尔学校创立后，"高调"地提升了护士训练的地位，新一代的护士数目尽管仍然很少，但在一些医院，她们渐被视为对医生的潜在威胁。

Guy's Hospital 首任院长 J. C. Steele（1854—1892 年在任）对南丁格尔护士学校的课程颇有意见，认为过于丰富。他在 1874 年这样说："护士与医生角色混淆的潜在问题明显存在。南丁格尔学校的课程的内容，若再稍加扩充，岂不是几乎可以满足仅在几年以前医疗当局发牌给医生的规定？"[14]

1879 年，Guy's 聘任了一位来自 Leicester Infirmary 的强势女院长（lady-superintendent）Miss Burt 为总护士长（matron），矛盾便浮出来了。Miss Burt 迅速在 Guy's 改革护士的管理制度，事前并没有咨询任何一个医生。她规定护士一律须穿着制服，禁戴珠宝首饰，培训系统也重新设计。最令医生反感的是，护士由她中央调派，每三个月在医院内各病房轮替以拓宽经验。她的雷霆改革令一些护士受不了，修女和护士纷纷辞职，反正在其他伦敦医院找工作没有多大困难。[15]

一名刚培训毕业的年轻护士 Margaret Lonsdale 投书给当时最畅销的杂志 *The Nineteenth Century* 为 Miss Burt 的改革辩护。在 Lonsdale 笔下，从前的医院护士既无知识，又无心工作，她暗示 Guy's 医生们忌惮新式的护士，只是害怕有教养有智能的护士不再盲目执行他们繁琐的医务与研究工作指示。

医生立即投函在下一期杂志上反驳，攻击护士的火头燃起了。1880 年，无论在公众杂志抑或医学期刊，都有人火热地辩论医院护士应有的角色。*British Medical Journal*（《英国医学杂志》，1840 年创刊）这样评论："医生要为他的病人负责。护士必须绝对严格向他效忠，她必须盲目服从医生给她的任何命令，正如作为士兵必须绝对听令于高级军官。"*British Medical Journal* 当年是医生与医学会的阵地，保守观点并不令人意外，但标榜社会进步的医学杂志 *The Lancet*（《柳叶刀》）也认同，辩论或定义护士的职责没有必要 —— 她们只需遵从（医生）。[16]

Guy's 一位资深医生 S. O. Habershon 怒吼："倘若护士新兴的狂热完全随 Miss Lonsdale 的主张起舞，医生几乎再也没有存在的必要。如果医院作为一个机构要继续担当以技术治疗疾病的工作，就必须由医生主导，而不是由总护士长指导护士照顾病人。"[17]

The Nineteenth Century 其后刊登了一位颇受同行尊崇的医生领袖的评论。Westminister Hospital 的医生 Octavius Sturges（1833—1894）代表了较开明的医学界的观点："Lonsdale 的文章对医生专业提出严重指控：指医生在评价护理质素时犹如差劲的法官；说他们宁可不要良好的护理，宁可选择恶劣而服从的护士。但 20 年来的护理改革历史正显示了，在各家伟大的都会医院，医生和护士向来是衷心合作的。医生是站在良好的护理这一边。"[18]

Sturges 也指出，硬划医护界线，既不公平也无必要。在 19 世纪末，妇女已经可选择追求"护理"或"医药"作为事业。意思是，妇女拥有知识服务病人不是问题。

这场火热论战最终以年轻气盛的护士 Margaret Lonsdale 一篇委婉的澄清文章告一段落。她说无意攻击医生，只是想说明，新时代的护士必须革除旧日恶习，培训有知识主见的护士，对照顾病人是良好的发展。

注

1. Stevens, R., 14.

2. Bynum, W. F. & Porter, R., 1484.

3. 可参考：http://en.wikipedia.org/wiki/Crimean_War

4. Andrews, Crispin. Crimea—the first modern war: http://eandt.theiet.
   org/magazine/2013/10/the-first-modern-war.cfm/；可参考：https://
   zh.wikipedia.org/wiki/克里米亚战争

5. Helmstadter, Carol. Navigating the Political Straits in the Crimean War.
   In Nelson, Sioban & Rafferty, Anne Marie, (eds). *Notes on Nightingale.*
   Cornell University Press, 2010, 28-54.

6. Bloy, Marjie. Florence Nightingale (1820-1910): http://www.victorianweb.
   org/history/crimea/florrie.html

7. Helmstadter, Carol, 32.

8. Seymer, Lucy R. *A General History of Nursing.* Macmillan, 1933, 93.

9. 同上，页 100。

10. Magnello, M. Eileen. The Passinate Statistician, in Nelson, Sioban &
    Rafferty, Anne Marie, (eds). *Notes on Nightingale.* Cornell University
    Press, 2010, 116-129.

11. 同上。

12. Jeremy Norman & Co., Inc. Florence Nightingale's Rose Diagram (1858-
    1859): http://www.historyofinformation.com/expanded.php?id=3815

13. Agha, Riaz & Agha, Maliha. A history of Guy's, King's and St Thomas'
    hospitals from 1649 to 2009: 360 Years of innovation in science and surgery.
    International Journal of Surgery, 2011, Volume 9, Issue 5, 414-427.

14. Steele, J. C. Nursing and nursing institutes. Sanitary Record (NHS
    history: Defining problems and debating solutions—1860-1889:
    http://www.nhshistory.net/1860-1889.htm)

15. 同上。

16. 同上。

17. Cook, G. C. & Webb, A. J. Reactions from the medical and nursing
    professions to Nightingale's "reform(s)" of nurse training in the late 19th
    century. *Postgrad Med J,* 2002, 78:118-123 doi:10.1136/pmj.78.916.118.

18. 同上。

第十四章

尊崇外科

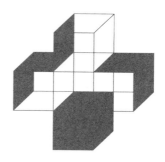

本书"前言"我记下了意念成形的一刻。来到这儿，也有值得记下来的一刻。下页的照片是 2015 年 12 月 4 日清晨拍的，资料摊开在儿子的床上，他不在家。

这是周六，天未亮时醒来，想起一堆关于现代外科在医院崛起的资料，起床重读一遍。这一章的意念忽然成形时，铺放在床上的书和纸张显得美丽。

照片里的书 To Do the Sick No Harm 在前面的章节也引用过。在书的 83 页，约翰·伍德沃德说，"来到 1875 年，外科工作发展成为一门科学，从此迈进第一次世界大战期间长足的发展"。

铅笔压住的人物照片是约翰·霍普金斯医学院的创院外科教授威廉·霍尔斯特德（William Steward Halsted, 1852—1922）。他与威廉·奥斯勒（内科学教授）、霍华德·凯利（Howard Atwood Kelly，妇产科教授）、威廉·亨利·韦尔奇（William Henry Welch）并列为约翰·霍普金斯医院的"四大创院教授"（the Big Four）。

书压住另外两份影印本，是记述外科医生约翰·亨特（John Hunter, 1728—1793）生平的两篇文章。亨特被后世誉为"现代外科学之父"，但在当年，他去世后有些同行马上跳出来，发表诋毁他的文章。

霍尔斯特德比约翰·亨特晚生一个多世纪。他在建立现代外科专业术地位的贡献，可以与南丁格尔建立护士专业互相媲美，

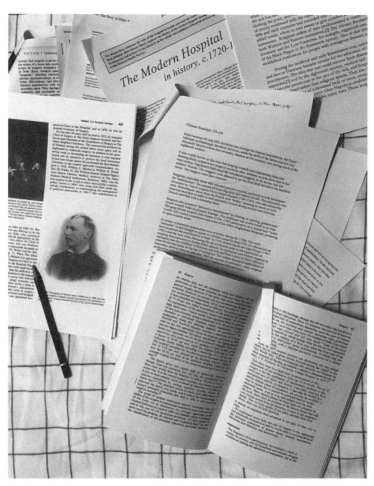

✚ 作者的笔记

堪称"现代外科学术专业之父"。

无独有偶，两位伟大外科医生的性格都有点复杂，甚至有阴暗一面。两人的生平都有些问题，依今天的医学界的专业伦理标准，或者足以被褫夺执照！

不需要书本与医院的亨特

亨特行医的时代在 18 世纪，人体解剖仍在黄金时期，病理研究尚在萌芽。在这个时代，性病与传染病是巨大的卫生课题，而在延绵不绝的战争中，医治枪伤是外科一大挑战。亨特在这些重大范围全有深入的实验和研究。这还不止，他还试验了人工授精、牙齿移植，以及骨骼的生长和重塑。他的医学生涯从治疗与研究性病开始，然后是军事医学，个人还有痴迷嗜好，是收集病理标本。

他有一句名言，是对得意门生爱德华·詹纳（Edward Jenner, 1749—1823）说的。詹纳研究发现种牛痘预防天花，这是医学史上救人最多的单一发明。亨特曾经催促年轻的詹纳做研究。他这样说："我想你的解决方案是有道理的，但为什么总是在想呢？何不动手做个实验？"（"I think your solution is just, but why think? Why not try the experiment?"）[1]

作者 John J. Ross 指出，亨特不爱博览群书，亦不屑钻进主流学术研究中，他喜欢个人发掘问题、直接动手研究。他最先发明早期的安慰剂对照研究（Placebo study），得出结论，认为主流医学使用的放血疗法是没有作用的。

敢作敢为的个人研究也有灾难性的一面。在一次实验中，他把淋病（gonorrhea）病人的脓液注入不知名的试验者的生殖器（当然没有现代科研的"知情同意"（informed consent）的步骤）。这本来为证明淋病是和梅毒不同的另一种独立的传染病。不幸的是，那名淋病病人本身也有潜伏的梅毒。当受试者两种病状齐发，亨特便错误地得出结论，以为这两种疾病其实是同一疾病的不同表现而已。这项错误结论影响了整整一代人对这两种性病的认知。

爱戴亨特的学者不相信他会如此拿病人当实验小白鼠。他们努力从一手文献寻找佐证，要证明那个倒霉注入不知名的试验对象其实就是亨特自己。到底是否真的如此，颇有争论，相信只有上天和亨特自己才知道。[2]

无论如何，亨特特立独行，几乎完全不需依赖医院发展事业。他痴迷于解剖尸体和搜集病理标本。1783 年，他在伦敦 Leicester Square 买了一间大房子，房子背后连接一个自设的解剖室和标本室，收集的标本数目逾 1.4 万件，其中有 500 多个是各种动物标本，甚至包括委托远洋探险船队从澳洲带回英国的袋鼠。在此之前，他 1765 年在伦敦 Earl's Court 地区的房子已经不小，为要放置包括斑马、亚洲水牛、山羊以及豺狼等标本，必须有足空间。[3]

为了搜集更多的人体解剖和病理标本，他不惜与当时称为 resurrection men（盗墓者）的盗墓者交易，购买过数以千计的尸体。

他还收藏大数量的胚胎标本，对胚胎学发展有重要影响。对他的神秘收藏，坊间充满阴暗想象与传言，包括标本可能来自被拐杀的孕妇，剖尸取胎。

在 1886 年有一本悬疑小说经典 *The Strange Case of Dr. Jekyll and Mr. Hyde*（《化身博士》）出版。在故事中，疯狂科学家 Dr. Jekyll 是体面的绅士，喝下自制的神秘药剂，化身为阴暗邪恶的 Mr. Hyde。Dr. Jekyll and Mr. Hyde 后来成为心理学"双重人格"的代名词。此书的作者 Robert Louis Stevenson 采用了亨特的大房子与神秘的标本室作为创作蓝本。[4]

亨特并没有双重人格，他以敢于独行的试验，以惊人专注和巨大魄力结合，开拓出以科学实验为基础的现代外科学。他生前就把放置了 1.4 万件标本的私人空间安排作为教学的博物馆。

所有珍贵藏品最后捐赠给了伦敦的皇家外科学会。可惜绝大部分的标本在第二次世界大战中被纳粹德国轰炸伦敦时摧毁了，仅存的标本现今在以他命名的 Hunterian Museum（亨特博物馆）收藏。[5]

从战场来的外科技术

说亨特绝不须依赖医院或者有点言过其实，毕竟他也需要有医院病人才可以进行研究以验证放血疗法无效。他在初出道受训（1756—1760）和盛年时期的医务工作（1768—1786），都在伦敦的 St George's Hospital。他更在 1776 年被委任为英王乔治三世的御用外科医生。[6]

然而，亨特出色的外科功夫主要是从战地军医的职务得来的。不要忘记，在全身麻醉与消毒技术普及之前，医院内的手术案例不多，大型手术更是罕有。亨特早在 1760 年应召为军队的外科医官，为期三年。在葡萄牙战场他研究发现了使用温和方式处理伤员的效果，比当时流行的把伤口挖大清理组织的疗法更好。据说他的灵感来自遇上四个受伤而藏身在一座农舍的法国士兵，他们并没有得到一般的医治，伤口却比其他士兵愈合得更令人满意。[7]

作者在这篇文章发表时，只是 St George's Hospital Medical School（圣乔治医学院）的四年级学生。但他分析亨特独排众议的疗法清晰有据，指出温和方式处理伤口是否比大幅清理伤员更为优胜，关键在于是否已发明消毒技术。

在亨特的时代，主流的治疗方法是先把伤口挖大，清理组织。这本来是合逻辑的：污秽的伤口会发炎生脓，如果有火药弹片埋在其中更必须清理，先挖深伤口，切除所有看得见的污秽组织，把鲜肉与皮肤组织尽量缝合，不是愈合得比较理想吗？但是在消毒伤口技术发明之前，把伤口挖大的工夫其实会把细菌送入更深层组织。[8]

1786 年，亨特再度被任命为军医，四年后升任为外科总医官（Surgeon General）。在任期间，他大刀阔斧改革军医的管理制度，不问医官背后的推荐人身份地位，一律按表现和能力决定晋升。[9]

他的知识来自无可比拟的丰富实践与病理研究，其研究成果的文章在死后翌年才结集出版。*A Treatise on the Blood, Inflammation, and Gun-Shot Wounds* 在 1794 年出版，立即成为外科学经典，特别是区分 "初级意向愈合"（healing by primary intention）与 "次级意向愈合"（healing by secondary intention），是历久不衰的现代外科学概念。这本书出版时，英国和法国都在探索医院的卫生改革。在大半个世纪后，全身麻醉和消毒技术终于出现，在医院内进行的外科手术灿烂开花。

历史有点偶然，如果全身麻醉和消毒技术早一个世纪出现，亨特将会是更无可置疑的 "现代外科学之父"。

全身麻醉，乙醚的魔法力量

Ira Rutkow 审视现代外科在 19 世纪 80 年代至 90 年代的飞跃，提出四项必需的临床条件：（1）掌握正确的人体解剖学；（2）有效的止血技术；（3）麻醉技术；（4）认识手术感染的原因并且实施全面的严谨消毒方法。这四项条件的首两项，早在 16 世纪已有足够基础，麻醉技术和消毒方法则是 19 世纪下半叶的重大突破。

拿麻醉技术和消毒方法两者相比，Rutkow 认为消毒的发明对外科的现代突破尤为重要。[10] 我认为这是无意义的比较，关键可能在于知识和技术出现突破的次序。

在应用乙醚（ether）和氯仿（chloroform）吸入式麻醉术之前，外科医生只可能在身体的外部和浅表部位开刀，最英勇（而且并不成功）的手术也只是剖宫产子，在紧急绝望的情况下姑且一试。[11] 一旦有麻醉剂可用，在英国医院有记录进行的手术类别迅速从 43 项增至 108 项，例如以人工造口治疗结肠大肠癌梗阻，以切除卵巢手术对付肿瘤都变得可能。[12]

Rutkow 坚持消毒技术比麻醉更为重要的论点是：若无感染控制，更多的入侵性的大手术可能只是意味着更多患者死亡。但是试想象一下倒转的次序，即早有消毒技术但不能麻醉病人，绝大多数的病例仍然不能动大手术。

学者偏爱消毒技术，给予它比麻醉术更高的评价，可能与两者非常不同的发明模式有关。约瑟夫·李斯特（Joseph Lister，1827—1912）于1867年发表《手术消毒原理》，他的无菌消毒系统建基于庄严的科学研究。以实验证明病菌理论（Germ Theory）的法国科学家路易斯·巴斯德（Louis Pasteur）和证明细菌致感染的德国科学家罗伯特·科赫（Robert Koch）都备受医学史家尊崇。医学研究带领临床的外科手术进步。相比之下，麻醉物质乙醚的发现，在起点并无学术光环，甚至有点奇特。

依一般的说法，乙醚作为麻醉剂首次在医院手术中使用，起点是在1846年10月16日，由威廉·莫顿（William Thomas Morton，1819—1868）在美国麻省总医院（Massachusetts General Hospital，MGH，1811年创立）施行。病人Gilbert Abbott是个20岁的印刷工人，需要切除颈部一个先天性肿瘤（或者是囊肿）。[13]

手术由地位崇高的哈佛外科教授约翰·沃伦（John Collins Warren，1778—1856）执刀。沃伦毕业于苏格兰爱丁堡医学院。MGH是哈佛医学院的教学医院，这因而是首次有外科教授在医学殿堂中使用乙醚麻醉开刀。

负责施用麻醉的莫顿是一个年仅27岁的年轻牙医，在小小的社区私人诊所行医。两年前，沃伦也曾邀请另一个牙医霍勒斯·威尔士（Horace Wells，1815—1848）到MGH，示范吸入式麻醉术。威尔士示范使用的是以"笑气"（一氧化二氮，nitrous oxide）拔牙，结果病人"迷而不昏"，半醒半迷，示范变成波士顿医学界的笑柄。[14]

那次失败试验没有吓怕沃伦教授。当莫顿成功使用乙醚于牙科手术的消息传至外科界，人们半信半疑，沃伦却主动给予莫顿这次机会，试验新方法。倘能在哈佛的 MGH 成功进行麻醉手术的话，莫顿的贡献马上就会载入史册。

病人进了手术室，护士准备好器具，莫顿却不见人影。等了近半小时，教授决定不再延迟手术，在下刀的一刻，莫顿这才气急败坏地赶到，他捧着施放乙醚的玻璃圆球瓶和接驳管，连声致歉，解释说必须即日准备乙醚，测试好才送来使用。

手术顺利进行，在快将完成时，病人却渐苏醒作声，沃伦仅仅赶及结扎和切除肿瘤。[15]完成整个手术后，沃伦对这新的麻醉术的赞叹成为名言："这真不是瞎吹的！"（"This is no humbug!"）[16]

同是牙医，威廉·莫顿一举成名，而霍勒斯·威尔士却沦为笑柄。

争逐"麻醉之父"之誉

光以成败论英雄并不太公道。客观的因素是，谁先在著名的医院确立地位，成果能公开发表，在医学史上是事关重大的。

在第一个案例成功之后，莫顿再为沃伦麻醉另一个更具挑战性的病人 Alice Mohan，在 11 月 7 日进行截肢手术。在外科历史，截肢是最古老的手术之一，病人喝下烈酒当镇静剂，外科医生以最短的时间飞快完成粗暴而极不愉快的切割动作。再一次，莫顿成功让病人在全程截肢手术中安详昏睡，令所有观看的人惊叹。第一次示范算是试验，这一次示范却奠定了麻醉术在医院外科的正统地位。[17]

一个牙医是如何在社区发现乙醚的麻醉魔法力量的呢？故事中还有故事。

莫顿是不是"麻醉之父"？第一个成功使用乙醚作为麻醉剂为病人动外科手术的医生（同样是切除颈部囊肿）其实是克劳福德·威廉森·朗（Crawford Williamson Long, 1819—1868），时为 1842 年 3 月 30 日，比莫顿与沃伦早 4 年。朗使用的是简单地用乙醚蘸湿的毛巾，这第一个病人名为 James W. Venable。

据说，朗想到乙醚可以用作麻醉药，由来是在 1841 年。他应邀为大学生的一个派对提供"笑气"（一氧化二氮）。在那个时代，氮氧化物是狂欢的社交场合首选的集体兴奋剂。出席派对的人以"笑气"诱导迷醉状态，欢乐忘形。这一回，朗的身边一时找不到"笑气"供应，于是建议用同样有迷醉作用的乙醚来代替。早在 16 世纪，化学家已发现乙醚硫化物（sulfuric ether）有迷醉神志的作用。引入社交圈之后，这些迷醉派对有个名堂，称为 ether frolics（或可译作"乙醚嬉乐"）。朗敏锐地观察到，在这些"乙醚嬉乐"场合，参与者吸了乙醚后神志不清，经常会撞碰到东西，弄伤了也不觉痛。他于是向病人 James W. Venable 建议试用于手术麻醉。

在威廉·莫顿、霍勒斯·威尔士、克劳福德·威廉森·朗三人之外还有第 4 位可能竞逐"麻醉之父"美誉的人：他是与莫顿同住的一位内科医生及化学家查尔斯·托马斯·杰克逊（Charles Thomas Jackson, 1805—1880）。杰克逊首先进行以乙醚作为麻醉剂的实验，莫顿基于他的经验，在动物身上反复测试，再试用于自己，最后是病人。

朗成功用乙醚为病人 James W. Venable 切除颈部囊肿之后，却谨慎地并不抢着发表，他要累积更多手术个案经验，以确定其可靠性。待到莫顿在 MGH 医院成名，朗急忙设法发表自己的试验成果，可惜为时已晚。1852 年，法国科学院（the French Academy of Science）评定这个备受争议的"乙醚麻醉的荣誉谁属"问题，决定把最崇高的荣誉 Monthyon Prize 奖项和五千法郎奖金颁授予杰克逊和莫顿；杰克逊得到两千五百法郎，表扬他发现乙醚麻醉，莫顿得另一半奖金，表扬他成功应用乙醚于外科手术。

自此之后，这几位主角长期互相怨恨冲突。莫顿试图以麻醉术换取更多的名和利，杰克逊、朗和威尔士纷纷起而诉讼。莫顿在长期的激烈争议和法律诉讼中黯然度过他生命中最后20年，48岁便在贫困中死于中风。威尔士在33岁自杀去世。杰克逊活到75岁，却是在一家精神病院中逝世。四人都去世了，尘埃落定后，医学历史学家才承认朗是首先成功应用乙醚于外科手术的医生。[18]

霍尔斯特德麻醉药物试验的悲剧

本章开始时，提到约翰·霍普金斯医学院的创院四大教授之中，我认为威廉·霍尔斯特德堪称现代外科学术专业之父。他在19世纪末几乎独力创设了美国正规的外科医生培训模式。在这以前，一般的美国医学院有如职业训练所，学生轻易修满学分，毕业后便自行觅师学艺。霍尔斯特德创设的培训模式参考了德国的体制，再加改进，把焦点放在住院医生（Residents）身上，让他们可以逐步掌握复杂手术的技巧，而不是像传统般，一切以教授为中心，把年轻医生视为一个学徒助手。

约翰·霍普金斯的住院医生制度设有"首席住院医生"（Chief Resident）。霍尔斯特德让他的首席住院医生享有与他自己等同的

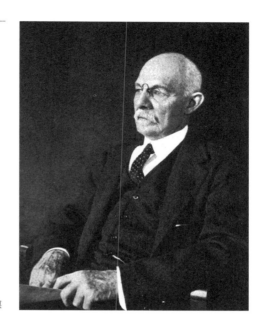

威廉·霍尔斯特德

动手术权限（operating privileges）。这有两个效果：首席住院医生统领全院外科住院医生，建立领导能力；手术经验丰富，能成为独当一面的外科人物。霍尔斯特德主管约翰·霍普金斯的外科30多年，真是桃李满天下。经他培育的 17 名首席住院医生之中，7 个成为哈佛、耶鲁、斯坦福、康奈尔等杰出学府的外科教授，55 名住院医生当中也有 20 个当上全国各地的教授。在 20 世纪上半叶，美国几乎所有（正规）外科医生都可以追溯传承至霍尔斯特德以及约翰·霍普金斯。[19]

在外科医学，霍尔斯特德是倡设"安全外科手术"（safe surgery）的完整规范的第一人。这包括小心和有耐性地用刀，温和处理以免损及健康的组织；精细地止血，竭力保存血管对组织的血液供应；严格实践无菌技术；准确缝合组织层，不留封闭的空间让脓液病菌积聚。

这样杰出的现代外科宗师，却是悲剧地一生与毒瘾苦苦纠缠。很难想象，他在 1889 年被约翰·霍普金斯委聘为创校外科教授之前，已是医学界知名的"瘾君子"。霍尔斯特德从 1885 年就染上可卡因（cocaine）毒瘾。在约翰·霍普金斯的"四大创院教授"当中，最先受聘的威廉·韦尔奇是他的好友，在 1886 年初，韦尔奇出力为霍尔斯特德安排了一次海上戒毒之旅，霍尔斯特德却在船上偷用麻醉药物，戒毒之旅失败。韦尔奇再与霍尔斯特德的父亲安排，把他送到罗得岛州 Providence 市的 Butler Hospital 戒毒。[20]

题外话：我留学念医科的布朗大学就在 Providence，1980 年左右曾到 Butler 上课见习。这是一家细小但十分美丽的私家精神科医院，我们去短期上课，也就是为认识滥药病人的治疗个案。

霍尔斯特德的可卡因毒瘾来自麻醉药物试验。这应是医学研究史上最大宗的药物试验成瘾事件。1884 年 9 月 15 日，德国医生 Josef Brettauer 在海德堡一个眼科医学会议上发表报告，使用可卡因局部麻醉成功进行角膜与结膜手术。霍尔斯特德当时在纽约行医教学，在 10 月读到这项研究报告。他是敢作敢为的性格，狂热追寻新技术，立即便与几位跟随他学习的医生，还有些医学生，在自己身上试验。经过几番出色的试验，证明了人体上几乎所有的周边神经（peripheral nerve）都可以用可卡因作局部麻醉。这些试验令人兴奋，但结果是一众参与者全染上毒瘾，最后大多死于毒癖，只有霍尔斯特德和另一位医生因为及早求医而幸存。[21]

霍尔斯特德是经威廉·韦尔奇和威廉·奥斯勒两人大力推荐才获得约翰·霍普金斯委聘的。奥斯勒当时以为他在 Providence 已经戒掉了毒瘾，没想到霍尔斯特德在疗程中接受吗啡注射，变成终身双重滥用药物的医生。在约翰·霍普金斯 30 余年，只有奥斯勒偶然见到霍尔斯特德一次毒瘾发作，意识到他仍在秘密地滥药。

不可为人知的毒瘾令霍尔斯特德性情和行为变得孤僻，甚至怪僻。与奥斯勒相反，霍尔斯特德只有敬畏他的学生，几乎完全没有共同欢笑的良朋。他深居简出，在医学院神龙见首不见尾。年轻的霍尔斯特德毕业于耶鲁，大学时期是运动健将和快活享受社交、厌恶死读书的年轻人。

无菌手术，外科新世纪

约瑟夫·李斯特本身是外科医生。他从路易斯·巴斯德的一篇论文认识细菌学说，想到如果能在手术前和手术中灭菌，就可防止手术后感染。他研究用石炭酸（carbolic acid）灭菌，近乎着迷：石炭酸洁手（后来塞麦尔维斯在维也纳总医院强令妇产科同侪洗手，就是跟随李斯特的方法）之外，手术使用的器皿、敷料——要用石炭酸溶液处理，这还不止，他还要求在手术进行当中加插石炭酸喷雾程序。

这些步骤很麻烦，不受欢迎。当时不少外科医生根本不信细菌学说，毕竟"瘴气学说"仍深入人心（同期的南丁格尔就对之深信不疑）。

1869 年他被任命为爱丁堡大学临床外科学教授，利用显赫的名声到处宣扬他的消毒方法。1876 年他到费城演说，"李斯特主义"（Listerism）传到美国东岸。这一年霍尔斯特德在纽约 Bellevue 医院实习，并在准备医学学位考试（霍尔斯特德未完成学位便考取医院实习职位，亦是史无前例的）。他是第一代采用李斯特方法消毒灭菌进行手术的美国医生。基于一丝不苟的要求，霍尔斯特德甚至说服 Bellevue 的赞助人捐赠 1 万美元，特别在医院空地建造帐篷模样的手术室供他自行布置专用！ [22]

帐篷手术室未必是最干净卫生的环境。全面实施手术卫生步骤的医生是与霍尔斯特德同代的脑外科医生 William Williams Keen Jr.（1837—1932）。他是李斯特在 1876 年费城演说时的听众。

完整实施的消毒卫生步骤是这样的：病人房间所有的地毯和不必要的家具统统被移除。墙壁和天花板在手术前一天仔细清洗，木制品、地板，以及其余家具必须用碳酸溶液彻底擦洗。此溶液也喷遍房间，在手术之前而不是手术当中。手术前一天，病人的头发剃光，以肥皂水和乙醚擦洗，用碳酸溶液湿透的敷料覆盖好。进行手术前再用乙醚和氯化汞（mercuric chloride）把手术部位洗净。所有外科手术器械在沸水中煮2小时，深海海绵要用碳酸溶液事先处理。外科医生双手用肥皂和水进行清洁，再以酒精和溶液消毒。[23]

往下无菌手术的发展是：德国外科医生 Ernst von Bergmann（1836—1907）在1891年革新李斯特的手术消毒方法，证明高温消毒器材比以化学方法消毒优胜。手术衣与手术帽在1893年出现，也是德国医生设计。手术口罩在1897年由奥地利帝国的波兰医生 Jan Mikulicz-Radecki（1850—1905）发明。[24]

外科手套的由来有关于威廉·霍尔斯特德的一段小小浪漫故事。手术室护士主管 Caroline Hampton（1861—1922）是霍尔斯特德心爱的护士助理（scrub nurse）。日常反复使用氯化汞和碳酸溶液等刺激性物质洗手，让她双手患上严重的皮肤炎。霍尔斯特德在1890年向橡胶公司 Goodrich Rubber Company 特别定做，用最新的薄而舒适的物料制成乳胶手套，以保护 Caroline 的双手。不久之后，Caroline 成为霍尔斯特德的妻子，她对这个毒瘾缠身的伟大教授的爱情终身不渝。

在霍尔斯特德之前，也有些医生试用过外科手套，手套的材料包括羊小肠（1758年）、厚橡胶（19世纪40年代），但戴上后活动不便，不适合手术所需要。Goodrich Rubber Company在1844年左右研发出以硫化程序制作出更轻、更有伸张性的乳胶。[25]

兴致勃勃地应用新科技是霍尔斯特德和那个科学世纪的医学人物的特质。经Caroline Hampton护士长试用效果良好，乳胶手套迅即在外科手术室广泛使用。

然而，当初霍尔斯特德的出发点只为保护护士双手的皮肤，并不是为消毒而定制。真正为追求无菌手术而常规地使用外科手套的是另一位约翰·霍普金斯医院的医生Joseph Bloodgood（1867—1935）。[26]

Joseph Bloodgood的专长是肿瘤手术，他也是一个热情地试验新科技的人物，很早便在临床上试行应用X光。德国物理学家Wilhelm Conrad Rontgen（1845—1923）在1895年发现X光的经过是熟悉的故事，但在1914年第一次世界大战前，一般医院使用的并不多。Bloodgood亦率先试用镭（Radium）放射性元素于治疗癌症，是放射疗法的先驱。[27]

来到20世纪，Rutkow观察到，医院院长现在非得尊崇外科医生不可了。现代医院的设施与制度，包括麻醉与消毒、24小时护理、可信任的住院医生、化验室和X光检查，令最优秀的外科医生有尽情发挥的环境。明显地，急症医院已成现代外科治疗的必备设施；反过来看，外科医生亦成为现代医院的重心人物。[28]

医院迎接科技时代

比起得益于麻醉与消毒技术突破的外科医生，内科医生在 20 世纪初仍是以诊所与家访看病人为主，未有重大突破。大学医院当然不乏像奥斯勒那样乐于到病房床边诊症教学的教授，但他们行医并不十分依赖医院的设施和护理。

这很快也将改变了。在两次世界大战之间，医疗科技蓬勃发展。内科医生不再只是使用诊断知识与药物在临床诊治病人，他们可以应用的硬件科技愈来愈多，真的是日新月异，五花八门。有关急症的治疗更是必须以医院为基地。

下页的图表对照了在 1850 年之后 50 多年是现代外科（左方栏）兴起的时代，1920 年以后的 50 年，内科（右方栏）的全新科技年代出现（当然，一些新科技是内外科共享的）。

回顾 19 与 20 世纪，还有一点值得留意。对现代医疗来说，在第一次世界大战（1914—1918）前后，"科学"是主角；到了第二次世界大战（1938—1945）前后，"科技"创新（包括药厂人工生产合成药物）大规模迸发，对医疗和医院面貌的影响比"科学"更大，日渐独领风骚。今天医学研究依然重要，但在近半世纪，"先进"的医疗在一般人心目中几乎等同应用新科技了。

✚

外科	里程碑[29]	内科
	1816	勒内·雷奈克发明听诊器。
	1832	医学试用静脉注射生理食盐水。
使用气体乙醚（ether）、"笑气"（nitrous oxide）、氯仿（chloroform）进行全身麻醉的外科手术。	1842—1846	
以全身麻醉进行首宗盲肠切除手术。	1848	
	1857	南丁格尔倡议改革病房护理与卫生。
约瑟夫·李斯特以石碳酸溶液湿布覆盖伤患处治愈复杂性骨折。两年后发表《手术消毒原理》。	1865	
首宗甲状腺切除手术。	1872	
缝合子宫技术令剖宫产子流行。	1882	
首宗输卵管切除手术。	1883	
首宗脑部肿瘤切除手术。	1884	
威廉·霍尔斯特德发明乳胶外科手套。	1890	德国和日本科学家分别以免疫血清治疗白喉和破伤风菌病。
	1895	发现 X 光。
	1899	药厂生产人工制造的阿司匹林。

	1903	威廉·艾因特霍芬（William Einthoven）描述心电图波形供临床诊断。
	1906	发现维生素 B_1 可治脚气病。
	1916	肝素（heparin）治疗血栓症。
	1922	药厂生产人工制造的胰岛素。
	1936	第一种抗生素 Sulfanilamide 面世。
	1941	亚历山大·弗莱明（Alexander Fleming）在 1928 年发现的盘尼西林被改造至可用于临床。
	1943	威廉·考尔夫（Willem Hojan Kolff）制造第一台洗肾机。
	1946	首次使用化疗治癌肿瘤。
	1947	心脏去颤器（cardiac defibrillator）首次施用于人类。
美国进行首宗成功的肾脏移植手术。	1954	英国物理学家哈罗德·霍普金斯（Harold Horace Hopkins）设计及试用光纤内窥镜（fibreoptic endoscope）。

注

1. Ross, John J. The Knife Man: The Extraordinary Life and Times of John Hunter, Father of Modern Surgery. *N Engl J Med,* 2005; 353, 2412–2413.

2. 同上。

3. L. E.C. Norbury. The Hunterian Era: Its Influence on the Art and Science of Surgery. Hunterian Oration delivered at the Royal College of Surgeons of England on 13th February, 1953: http://www.ncbi.nlm.nih.gov/pmc/articles/PMC2377576/；可参考：https://en.wikipedia.org/wiki/John_Hunter_(surgeon)

4. 同注 1。

5. Rutkow, Ira M. History of Surgery, in: Townsend, M., Beauchamp, R. D., Evers, B. M., Mattox, K., (eds). *Sabiston Textbook of Surgery* (17th edition). Saunders, 2004, Chapter 1, p. 3–19.

6. 同注 1。

7. Alberts, Ian L. *John Hunter—A Very Modern Military Surgeon.* Army Med Corps, 2000, 146 & 176–182.

8. 同上。

9. 同注 1。

10. Rutkow, I. M., 6.

11. Woodward, John, 76.

12. Woodward, John, 82–3.

13. Risse, G. B., 352.

14. Risse, G. B., 353.

15. 同上。

16. Rutkow, I. M., 6。

17. Risse, G. B., 354–5.

18. Shampo, Marc. The Story of Ether Anaesthesia: Long and Morton. *Journal of Pelvic Surgery,* Vol. 8(3), May/June 2002, 177–179.

19. Cameron, John L. William Steward Halsted: Our Surgical Heritage, Presidential address presented at the 108th Annual Meeting of the Southern Surgical Association. *Annals of Surgery,* 1997: Vol. 225, No. 5, 445–458.

20. Nunn, Daniel B. Dr. Halsted's Addiction: http://www.jhasim.com/files/ articlefiles/pdf/ xasim_master_6_3_editorial%20-%20short.pdf

21. 同上；可参考：Cameron, John L. William Steward Halsted: Our Surgical Heritage. *Annals of Surgery,* 1996, 225, No.5, 445–58.

22. 同注 19。

23. Miller, J. T., Rahimi, S. Y. & Lee, M. History of Infection Control and its Contributions to the Development and Success of Brain Tumor Operations. *Neurosurg Focus,* 2005, Vol. 18(4), 1–55: http://www. medscape.com/viewarticle/503947

24. 同上。

25. 同第八章注 1。

26. Rankin, JS. William Stewart Halsted: a lecture by Dr. Peter D. Olch: http://www.ncbi.nlm.nih.gov/pubmed/16495709

27. Bloodgood, Joseph, B.Sc., M.D. (Obituary). Editorial Comments. *Can Med Assoc J*, Dec 1935, 665–6.；可参考：https://en.wikipedia.org/ wiki/Joseph_Colt_Bloodgood

28. Rutkow, Ira M., 9–10.

29. 同第八章注 1。

第十五章

中国医院雏形

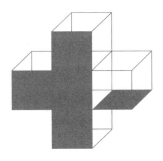

本书的开头，以 1911 年为坐标，在这最后一章我们也回到 1911 年前后，晚清与民初的内地和香港。一些读者或者会期望，本书能以更多的篇幅书写内地与香港，在我却是要"知难而退"。

现代医院的诞生，在西方的脉络有很清晰的论述元素：脱离中世纪教会控制；志愿医院（慈善医院）在民间兴起；科学革命；大学的医科汇集精英；科技的适时突破；医护专业出现；卫生管理与感染控制。医院这新事物来到中国时，脉络却是十分复杂，不只是自有国情，简直有些颠倒混乱。

现今主流学者认为，简单地以西方为中心，以时序为坐标，论述现代医疗由西方辐射至中国，并不允当。现代性（modernity）应是多种的（multiple modernities）而非单一地扩散。香港大学医疗社会史学者梁其姿指出，中国医疗在清末民初的"近代化"或"现代化"（modernization），无论是知识本身或医疗制度，都与 19 世纪西方帝国主义、殖民主义的文化相关。[1]

复杂的中国近现代史令人头痛，近现代中国的论述离不开西方帝国主义、殖民主义的文化进逼与军事欺凌，充满民族情绪。倘若全不理会这些情绪，一味讴歌西方医学进步，则是头脑简单的"白人主义"心态；相反，若是动辄为西方文化影响扣上"帝国主义、殖民主义"帽子，又未免太"偷懒"。[2]

或者终有一天，我会有机缘和胃口去细心梳理其中缠结的问题；在本书这收笔的一章，我只想借三个人物，来呈现近现代中国医院雏形的一小片风景。

复杂的美国医生传教士伯驾

1835 年 8 月 26 日，美国传教士医生伯驾（Peter Parker, 1804—1888）受"美部会"（the American Board of Commissioners for Foreign Mission，一译"北美外国传教联合会"）派遣抵达广州，在十三行租用一幢中国商人的楼房开办眼科医局（Ophthalmic Hospital），于 11 月 4 日启用。第一天没有病人，第二天只有一个患青光眼的妇女到来求医，但之后迅速得到市民信任，次年地方已不敷使用，得十三行的英商怡和免费捐赠将丰泰行 7 号扩充。扩充后眼科医局除医治眼疾外，兼治外科等病，通称为广州医院（Canton Hospital）。广州医院日后发展为"博济医院"（Boji Hospital，Hospital of Universal Love）。

"眼科医局—广州医院"常被视为中国第一家西式医院。[3] 这要视乎"医院"的定义。在这之前，东印度公司聘用的英国医生郭雷枢（Thomas Richardson Colledge，1796—1879）于 1827 年就在澳门开设了能收容 40 人的眼科医院。[4]

论规模、发展、影响，澳门眼科医院当然远远不如眼科医局，早在 1847 年，伯驾已经把乙醚麻醉引入博济医院，进行膀胱结石摘除等手术。上一章提到，乙醚作为麻醉药是威廉·莫顿于 1846 年才首次在麻省 MGH 示范使用的。[5]

伯驾的病人包括在广州主持禁烟的钦差大臣林则徐。1839 年，林则徐因患疝气病，曾派下属到医局请伯驾处方药物及疝带，并回赠水果为谢。伯驾为林则徐专立病历档案，编号 6565（载于1840 年的《中国丛报》）。[6]

1855 年，伯驾被任命为美国驻华公使，广州医院由嘉约翰（John Glasgow Kerr, 1824—1901）接掌。

虽然有说博济医院是由扩充眼科医局时更名创立的，但一手的资料显示在离开医局前，伯驾向美部会提交医事报告使用的名称一直是广州眼科医局。嘉约翰是在 1859 年另在广州南区觅地方重建因第二次鸦片战争（1856 年）损毁的眼科医局时，才命名博济医院。[7]

关于伯驾有详尽的传记专著，其中我特别留意他年轻时充满狂热与挣扎的宗教心。他自少年时代已充满罪人的自责，苦思如何奉献自己于一种事业，能让卑微的自己得到上帝的接纳。24 岁生日后，他渐生海外传教的想法，26 岁申请插班入读耶鲁大学神学院为未来做准备。从耶鲁神学院毕业后，伯驾遵从教授的意见，为准备海外传教而接受医学训练。这是理论课程，伯驾取得

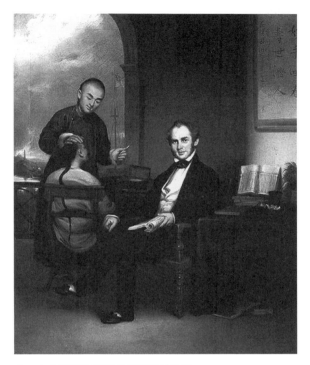

✚ 由中国著作画家林呱所画的伯驾

资格后，没有什么实习即便登船出发。

在当时，美国教会主要面向北美的印第安人，未有像伦敦传道会那么热心派人到远东传道。然而伯驾的思路和意志十分清楚，他有两大理由非要到海外传教不可：一是"海外的异教徒状况比美国的更为悲惨，邪神崇拜更残酷"；二是已有"许多人愿意派往北美的印第安人区或西部的大峡谷"。[8] 伯驾渴求比印第安人区更艰巨的任命。

海外传教在当时是死亡率甚高的任务。往中国的路途需要四个月，大风巨浪、暴风闪电、海盗出没，还有长期海航，患上坏血病（scurvy）可以致命。[9]

1834 年 6 月 4 日伯驾从纽约登船，至广州的整个航程用了144 天 [10]，住了下来他才见到难题：官府禁止中国人给外国人当老师，无法学习汉语怎能成功传教？思量之下，他决定先往新加坡工作，取得一些医务经验，学晓基本的汉语，再回广州。[11]

伯驾以创办眼科医局作为立足广州行医传教的起点，因为中国医生对眼科疾病基本上无能为力。[12] 他本人并不特别专长治眼疾。

在鸦片战争前后，医学传教士到中国开设医所，多是先以眼疾作为治疗对象。伯驾也并不是特别关心眼疾。基本上，在应用麻醉药和消毒技术之前，西医比起中国本土医生的优势不多。在治疗如伤寒等热病，中医药可能更为有效。医学传教士的主要优势，就是简单的外科手术和解剖学、生理学知识。麻醉药和消毒技术及时在 19 世纪出现，不但在西方各国提升外科医生的地位，也让医学传教士在中国受民众拥戴。[13]

伯驾因医学传教而成为通晓中国政治社会文化的人，他亦通华语。1844 年，美国政府派顾盛（Caleb Cushing）率领使节团访华，以求均沾西方列国在第一次鸦片战争（1839—1841）后的各种利益。伯驾被委任为翻译顾问，欣然受命。当清廷阻止美使团北上，顾盛听取伯驾建议，发出措辞强硬的书函，其后顾盛更派军舰直驶黄埔，鸣炮示威。最终迫使清廷就范。

早在 1841 年，伯驾在第一次鸦片战争爆发当中返美，呼吁各教会派更多传教士来华，又促请美国政府尽速与华建立正式外交关系。1 月 31 日他应邀到国会演说。在日记中他记述："多么令人难忘的一天，上帝已经听到了我的祈祷，赐予我天恩，使我实现我的愿望。今天早晨在华盛顿的国会山，我已经向我们国家和当代最杰出的听众——参众两院议员们——发表演讲。前总统亚当斯先生和其他名流也出席了。我轻松地演讲了一个小时。"毫无疑问，他善用自己的政治角色促进传教事业。[14]

嘉约翰惠爱广州

接掌广州眼科医局并重建为博济医院的嘉约翰是比较纯粹专注的传道人医生。他没有像伯驾那样留下大量的日记和活动记录，关于他个人内心世界的资料近乎阙如。较翔实的传记录入《华人基督教史人物辞典》。[15]

嘉约翰是美国长老会教徒，1853 年初抵达中国，在广州开始行医传教。1855 年他接掌伯驾的眼科医局，但翌年医局就毁于第二次鸦片战争，他被迫返回美国。1859 年再返广州，觅地复建为博济医院。

博济医院在 1863 年筹划再扩建，迁至广州仁济桥路，1866 年启用。同年，医院设立"南华医学堂"。这是中国第一所西医学校，孙中山在这儿开始学医，是他的学生，其后转到香港由何启倡议创立的西医书院。

扩展博济医院的资金来自广州医学传道会（美国在华传教士早于 1838 年创办）在美国的募捐，英国教会以及英商也为博济捐款。随着医院的治疗效果彰显，官员包括两广总督与民间也乐于捐输。[16]

扩建后的博济医院在 1866 年 10 月"开张之日成为当时广州一大盛事"。扩建后的博济医院亦由此转为一所多功能医院，设

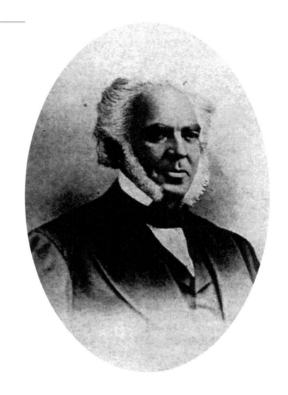

✚ 嘉约翰

施完备，能常规进行多种外科手术，包括剖宫生产手术和骨科手术。由伯驾早年试用的乙醚麻醉和氯仿麻醉也是常规使用。医院后来引进如 X 光，是这崭新的透视技术首次在中国应用。

嘉约翰生于俄亥俄州小城 Duncansville，23 岁在费城 Jefferson Medical College 获医学博士学位，毕业后当了 6 年多医生才投身到中国传道。除了被迫返回美国那 3 年，他大半生都在广州（共 44 年），在中国成家立室，也在中国去世。

去世前三年，他在广州建立了中国第一所精神病医院"惠爱医院"。

1892 年，嘉约翰用自己的养老金和另一位传教士的捐赠，在广州芳村附近觅地建中国第一所精神病院，经历重重阻挠，五年后才落成，取名为"惠爱医癫局"。这时已 74 岁的他偕同妻子住进医院以便照顾病人。1900 年义和团运动爆发，有人鼓动要取宣教士人头，官员民众一致声援保护嘉约翰和惠爱医院。

嘉约翰规定惠爱医院治疗精神病人要遵循三个原则：第一，凡入院者皆为病人，如果他们的言行表现出非理性的特征，那并非他们的过错；第二，医院，不是监狱；第三，尽管完全出于疯癫状态，但他们仍旧是男人和女人，而不是野兽。至他去世时，这"疯人院"照顾过超过 150 位病人，当中有衙门的官员，有从街上捡回来的普通人；有从上海、浙江送来的患者，还有来自东北吉林的。嘉约翰去世后医院仍继续发展，到 1927 年交予广州市政府管理时，有 500 张床位。[17]

南华医学堂，现代视野，岭南

在香港岭南大学网页我找到这张嘉约翰与"南华医学堂"学生的合照。这时他 70 岁。[18] 这张照片看来与一般的清末老照片

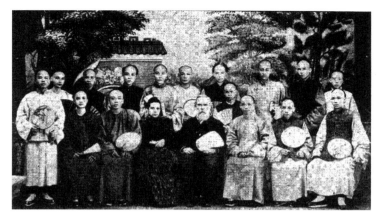

✚ 嘉约翰与"南华医学堂"学生的合照

没有很大分别，我却看见中国的医院雏形和医学教育隐然踏进现代。

尤其强烈的感想是，嘉约翰与伯驾先后主理同一所医院，同是出色、有巨大魄力的医生传教士，事业的面貌却是完全不同：伯驾的使命由始至终是宣教救赎异族的罪人，他晚年介入政治，动机之一是为教会扩大在华传教的空间。嘉约翰却是实践了另一种以医疗和病人为本的人道主义愿景。惠爱医院的建设出于对精神病人的悲悯，南华医学堂则展示现代医学教育的识见。

在我看来，伯驾是传统的"医生传教士"（medical missionary）；嘉约翰是现代的"传教士医生"（missionary doctor）；学术上这或者是不够扎实稳妥的立论，但我觉得异常清晰，奇怪似乎没有人注意过。

嘉约翰一生共培养了中国西医150名，包括关韬、苏道明等。

这些学生大部分后来成了广东省的名医。关韬早逝，在 1874 年离世时，年仅 56 岁。[19]

关韬（1818—1874）最初师从伯驾接受学徒式外科手术训练。1838 年，伯驾向美部会汇报，有 3 名"非常有希望的年轻人已能进行简单的手术"，其中一个便是关韬。一年后他再报告："我的高年级学生已成功实施 20 多例白内障手术，已成功切除一个重达 3 磅的肿瘤。"[20] 这还是英美在现代正规医学训练出现之前外科医生培训的传统模式。嘉约翰创立"南华医学堂"的视野与此完全不同。

关韬是中国本土培训的第一位西医。1856 年第二次鸦片战争爆发，关韬到福建前线为清军服务，赐五品军衔，亦是中国第一位西医军医。1866 年，博济医院新院落成时，嘉约翰邀聘他出任医院助理，协助管理这家当时中国医疗水平最高、规模最大的西医院。[21]

南华医学堂的现代医学教育模式，还与黄宽（1828—1878）等第一代海外受训的中国西医有关。黄宽与容闳（1828—1912）同是中国第一批留学生。两人是澳门教会学校马礼逊学堂（后迁校香港）同班同学。马礼逊学堂是中国第一所西式学堂，1835 年由广州的外侨发起组织的马礼逊教育会举办。两人也一起留学到美国麻省 Monson Academy 读大学的预科。容闳之后毕业于耶鲁大学，成为耶鲁第一名中国留学生。回国后成为清末著名的教育家、外交家。[22]

黄宽在 Monson Academy 毕业后接受香港英商赞助，考入英国爱丁堡大学，先读文学，1851 年改修医科，以优秀成绩获得文学士学位和医学学士学位。接着他继续攻读病理学和解剖学博士课程，两年后获得西医从业资格。他完成训练后，遵照资助人的愿望，接受伦敦传道会委任为兼任传教士，曾在香港开设诊所，但因受伦敦传道会一些英籍传教士的排挤，辞去传教士一职，曾出掌香港民用医院的管理工作。[23] 如本书第二章所记，香港在当时只有一家政府医院、一家英军医院、一家伦敦传道会设立的传道会医院，和为服务海员的香港海员医院。由此推想，黄宽或曾在海员医院短期工作。

博济医学堂由嘉约翰和黄宽执教，嘉约翰教授药物学、化学；黄宽则教授解剖学、生理学和外科学。首届招生 8 人。课程参照英美医学课程设计，三年学制。逢周三、周六进行课题讲授；周一、周五全体学生出门诊，学习诊治；周二、周四则在手术室学习手术割治。学堂将学习和实践紧密联系在一起，培养出来的学生毕业之后立即胜任工作。[24]

开班第二年，黄宽在博济医院示范解剖尸体一具，在当时中国可说是惊世骇俗。[25]

除了孙中山和黄宽，博济医院南华医学堂跟香港还有两段颇有情意的关系。

医学堂初时只收男生，1879 年，博济应香港真光女校的请求，接受了两名女生入学，应是中国培训女医生之始。[26] 为何独为香港真光女校破例？真光中学校长那夏礼（Harriet Newell Noyes）与嘉约翰同是来自美国俄亥俄州的诺伊斯家族（Noyes）。那夏礼一个妹妹 Martha Noyes（当年被称为"那大姑"）就是嘉约翰的妻子。[27]

另一段关系是与香港岭南大学。香港岭南大学并无医学课程，为何嘉约翰与博济医院学生的合照出现在香港岭南大学的网页？这与昔日广州岭南大学有关。广州岭南大学的前身是岭南学堂，与美国美北长老会 1886 年成立的"岭南基金会"有渊源。"岭南基金会"兴办中国第一所美国基督教"格致书院"（Christian College in China），但开课只两年便因创办人病重，返回美国而关闭。

有心人为广州岭南复校。钟荣光（1866—1942）原是格致书院的中文教习，他在格致书院关闭后 5 年（1903 年）在广州康乐村购搭板房，作为临时校舍，复校为"岭南学堂"，1911 年辛亥革命后名称改为"岭南学校"，1916 年开设文理科兼备的大学。

这时期，哈佛、耶鲁、多伦多等 15 所大学都承认岭南学校的学历，毕业生可以正式入读这些著名学府的研究院课程。但是，国民政府在 1926 年颁布规程，禁止外国人（包括传教士）在中国办大学，岭南学校随即成立以华人为主的校董会，推举一直襄助校务的钟荣光为校长，学校正式易名岭南大学，英文名称亦相应改为 Lingnan University。

从 1927 年至抗战前夕，广州岭南大学先后增设农学院、商学院、工学院、医学院等部门；并且在香港设立岭南分校。1930年，博济医院南华医学堂与广州岭南大学新设的医学院合并。

香港岭南大学与广州岭南大学又有什么渊源？1937 年广州沦陷前夕，岭南大学一举迁移到香港。至 1941 年 12 月，香港亦沦陷，岭大校长李应林率领师生辗转逃亡至粤北韶关，在战事中复课。1945 年抗战胜利，岭南大学重回广州校园。

1948 年 8 月，陈序经接任校长，立意将广州岭南大学打造成全国最优秀的人文学府，凭着个人交情和魅力请来陈寅恪等国宝级教授加盟，奠定岭南大学在中国文史界的地位。

1952 年底，全国高等院校进行调整，岭南大学的康乐校园变成了中山大学的校园，广州岭南大学解体。

在香港，岭南大学校友却在 1967 年 9 月成立公司筹办岭南书院，开始另一次复校。书院最先借用岭南中学的课室上课，后来得到热心校友支持兴建大楼，逐渐具备了专上学院的基本规模。1978 年，岭南书院成功向香港教育署注册为专上学院，并随即易名岭南学院，这又成为今天香港岭南大学的前身。[28]

无情的时代，有情的人

上面一段历史与中国医院发展关系不大，但令我联想起，时代常是无情，一些人物却坚持努力，体现有情。

在寻找嘉约翰的资料时，我又读到一段堪称"有情"的网上新闻报道：

> 2014 年 11 月 1 日上午，广州市基督教两会与广州市脑科医院在广州市大窝岭基督徒墓园为嘉约翰传教士医生及其家人遗骸举行了迁墓的落土礼。参加落土礼的有广州市基督教两会领导人、办公室同工和广州市脑科医院代表，市政协刘远明教授、中山大学中外关系史博士王芳女士及热心信徒唐启望、卓稚雄弟兄等人士。[29]

报道总结嘉约翰在中国行医 43 年，医治门诊病人 74 万多人次，住院病人约 4 万人次，为 4.8 万人做了外科手术，翻译 34 部西医西药书籍。

报道说，嘉约翰在 1901 年因痢疾及并发症去世，当日人们得知嘉约翰出殡，成千上万的人跟随着送葬的队伍一直送到墓地。遗体原葬在广州城外的基督教坟场。经历十年"文革"劫难和 80 年代城市开发热潮后，嘉约翰下葬的山头被夷为平地。嘉约翰与其他一些西人墓被迁到了广州市大窝岭基督徒墓地，但墓碑一样遭到破坏。[30]

参与嘉约翰及其家人遗骸迁墓一事的人包括中山大学学者王芳，她的博士论文是《嘉约翰与晚清西方医学在广州的传播（1853—1901）》。据说最初看到嘉约翰简陋的墓地时，她忍不住哭了。[31] 至于亦有参与遗骸迁墓落土礼的医院是广州市脑科医院，它的前身就是嘉约翰晚年创办的惠爱精神病院。

追寻嘉约翰墓地的是广州医学院卫生管理学院刘远明副教授。十年前，他为撰书搜资料受嘉约翰事迹感动。他看过嘉约翰墓园的原始图像，在网上按图索骥又在黄花岗周边寻找，却一无所获。几经周折，到 2013 年才得知墓碑已于 20 世纪 50 年代末迁往广州基督教公墓内。2014 年，刘远明和友人带着鲜花来到黄庄墓地，终于在墓地一隅找到了一块简陋麻石墓碑，只有一尺见方。墓碑上面刻写的"美国衔嘉约翰"几字已极为模糊。

墓园管理者邱带和说，简陋的麻石墓碑出自他父亲之手。当年迁移仓促、运输工具简陋，一些非常大的墓碑没办法整块迁移，于是很多大墓碑就只能就地遗弃，重新入土的骨骸上方立一小墓碑，权作标记。

邱带和说，他接替父亲看守墓地 30 多年，第一次看见有人前来拜祭嘉约翰。

回去后，刘远明撰写提案，要求重建嘉约翰的墓碑。提案与三位同为广州市政协委员的医生、牧师联名提出。其中建议广州市民族宗教事务局及相关部门审议，批准组织专家、学者对重建方案进行评估，由广州市出资恢复重建嘉约翰墓地。8 月份，得到民族宗教事务局正面响应，最终由广州市基督教两会以及脑科医院（前惠爱医院）共同参与修建，嘉约翰夫妻及其子女的墓合修，名为"嘉园"。[32]

金韵梅，美国与中国之间

金韵梅（1864—1934），原名金雅妹，英文拼为 Ya-mei Kin，在美国亦用洋名 May Y. King。她真是一个很特别的人物。为写这一章，我重读她的生平资料，又读出一些新的想法。

网页上不难浏览到她的生平概要。依一般的说法，她是中国第一位在西方获颁大学学位（且是医学学位）的女性，又是创立中国第一所官办女子医学院校的医生。这两点无误。

然后很多文章会例行地为她加添另一个"第一"：中国历史上"第一位女留学生"，就有点不对劲。有些资料说她留学学成后，即"毅然返国"，更是错置和颠倒。

本书以何启爵士（1859—1914）作开始，现在以金韵梅作结，本非刻意，但他和她却真有些隐隐的联系。他们是同时代的人，金韵梅比何启年轻 5 岁，两人的父亲也是牧师。两人都在外国成长和读书，视野比时代超前。

金韵梅生于浙江宁波，父亲是牧师（很可能是第一代中国牧师）。宁波是第一次鸦片战争后清朝向列强开放的沿海城市之一。金韵梅两岁就失去父母（同死于疫症），她和哥哥被在宁波办学的美北长老会传教士麦嘉缔（Divie Bethune McCartee, 1820—1900）医生夫妇收养。

麦嘉缔医生在 1844 年来到宁波施医传教。他是继伯驾之后最先来中国的美国传教士之一。麦嘉缔是医生，但也是语言学者、博学家、法律学家、教育家，在宁波的工作主要是办学宣教。他翻译了第一本宁波方言的《路加福音》，又曾担任美国驻宁波的首任领事（代理），以及清廷出使日本钦使的顾问。

麦嘉缔在 1872 年离开在宁波的传道工作，1880 年曾在日本工作，担任东京帝国大学法律兼博物学教授。金韵梅小学至中学时代在日本住了 10 年。1881 年她随养父母返回美国，17 岁就考上大学，21 岁（1885 年）从纽约妇幼医院（New York Infirmary for Indigent Women and Children）附属女子医学院（后归入 Cornell University Medical College）毕业。

金韵梅从小到处居住，小学至中学在日本成长，赴纽约读书时能算是"中国留学生"吗？麦嘉缔夫妇本身是美国人，作为养女，金韵梅其实是随父母返美念书。医科毕业后，她也不可能算是"毅然返祖国服务"。她花了两年当研究生，在东岸费城、华盛顿等地修读课程，深爱组织学（histology），特别研究如何能把显微镜的组织影像摄影保存。她的研究成果发表在《纽约医学杂志》（New York Medical Journal），获得好评，更成为华盛顿显微学会（Washington Microscopical Society）的荣誉会员。[33]

这儿使用的资料主要来自 William Shurtleff 与 Akiko Aoyagi 共同编著的《金雅妹传记》（Biography of Yamei Kin）。两位作者都不是医学或史学界的人。两人在加州合办了一个豆制品文化资讯中心，出版书籍过百，从来也与医学历史无关。有一天，他们忽然收到一位 Matthew Roth 寄来博士论文本《魔法豆：让大豆融入美国农业、饮食和文化的努力追寻》（Magic Bean: The Quests That Brought Soy into American Farming, Diet and Culture），其中满载有关于"金雅妹"其人其事的丰富生平资料。原来"金雅妹"

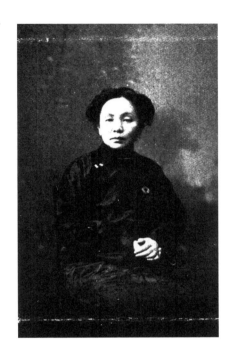

✚ 金韵梅

是给美国引入大豆制品的第一人。两人读了，首先想到的不是借此资料编制大豆和豆制品在中国的历史，而是"决定做一本书，讲述金雅妹医生的故事"。[34]

此书没有把金韵梅塞进简单的"中国第一位女留学生"框框。这本书收集了有关金韵梅从1885年医学院毕业至1920年回北平定居终老,35年间的一手资料，制成14页年表和175条附注，并不加自己的主观论述，是非常真诚的尊重态度。

金韵梅一生都在中、美两地（连日本在内也是东、西方）之间穿梭旅行，在1903年至1904年更是全时间旅行演讲，从西岸洛杉矶、旧金山到中部芝加哥和密苏里州，到东岸波士顿、纽约和华盛顿；这些多是收费的嘉宾演讲，所到之处都有媒体报道和访问。这应是她私人生活的困难时期：养父麦嘉缔在 1900 年去世；婚姻在破裂的边缘，不羁的丈夫 Hippolytus L. A. Eca da Silva 似乎牵涉在私运中国女子入美国的勾当。[35] 但看媒体对金韵梅的报道，她对旅行演讲乐在其中，而且侃侃而谈，讲述自己在中、美两地和东、西方之间的自觉，而且有意识地使用 Oriental（东方）与 Occidental（西方）作对照。

众多访问中，1903 年芝加哥的《芝加哥论坛报》(*Chicago Daily Tribune*) 最能展示她的身份认知：

> 我是深深地同时爱美国和中国。他们看起来都像我的故乡。我生活在美国的时间几乎和中国一样多，在很多事情上面我肯定彻头彻尾像美国人，虽然我也自豪自己是纯血统的中国女人——有知识的那个阶层。
>
> 最终选择哪个国家做我永久的家？真的很难说。我想象最终会差不多长居中国，但不是未来几年。其实我从来没有在单一处地方或同一幢房子连续住上 5 年，不太应该把长居的问题说准。但在美国和中国我也有亲爱的朋友，更未说到檀香山（夏威夷）和日本，那两处我一共住过 12 年。[36]

1905 年她向旧金山的记者说："我没有家。在这里和那里我有旅行的基地，但没有一个称得上'家'的地方。或者我是在流星下出生的，而在我的中国心内，有种渴望，能回到一个我的先人活过和死在那儿的地方。"[37]

金韵梅在公开场合常是穿着鲜艳的中式丝绸长袍。不少有关她的中文文章都引述《纽约时报》描述，说她"身高不到5英尺，体重不足100磅，从不穿西式服装"[38]，这是错误的。1903年她在洛杉矶为医学会演讲，向记者解释说："人们似乎很喜欢听我演讲，谈中国和日本的题目；他们肯定喜欢看我穿上民族服装，演讲时我总是穿这个。演讲以外的时候我会穿美国的衣着。"[39]

医者的行止，天津事业

金韵梅1885年从纽约毕业、从事医学研究两年后，在1887年成为美国归正会（Reformed Church in America，属于Calvinist归正宗教派）的医疗传教士，派往厦门。第二年她便因病（当时厦门霍乱流行）辞去医疗传教工作，到日本神户养病和行医。她与葡萄牙人丈夫是在横滨认识的，结婚后1895年到檀香山居住行医，在那儿诞下儿子Alexander。很快又搬家到南加州生活。1902年婚姻亮红灯，一度自往日本，在这前后也曾在北京等地行医。1903 年至 1905 年她主要是到处旅行应邀演讲。

1904 年，丈夫偷运女子入美境被捕后，金韵梅离婚，9 岁大的儿子送入纽约州 Syracuse 的 St Johns Military School。Alexander 后来在第一次世界大战与德军战斗中阵亡。

1905 年，金韵梅在美国东岸巡回演说后回到中国，在成都等地行医。她在中国旅行的足迹远至西藏。[40]

1907 年，袁世凯（1859—1916）委任金韵梅处理北洋女医学堂和北洋女医局的事务。有一条小资料显示，金韵梅在此之前已有一套想法。1904 年，她向《纽约时报》记者说，她的人生事业将是在中国（Dr. Kin says that her life work lies in China），如果一切顺利的话，（明年）春天就会回去。她更解释说，"在中国现在有一个妇女教育运动。我想我的工作就在其中"。（"There is a movement now in China for the education of women, and it is there, I think, that my work is."）[41]

袁世凯后来在民国时期试图复辟帝制（金韵梅在美国曾为他辩护，解释君主立宪适合中国国情），在历史有污名，但他是具有现代化视野和有魄力改革的人。1901 年起，袁世凯继李鸿章为直隶总督、北洋大臣，清末废除科举、颁行教育法规创建新式机构管理教育、兴办新式学堂、接掌北洋军后裁撤旧军改编为警察并令中国军警分家，都是他的手笔。[42]

北洋女医局（后称北洋女医院）是袁世凯在天津创办西式妇产专科医院，以盐税支持医院财政。这是中国第一间官办西式妇产专科医院。委任美国来的金韵梅，显示用人的眼光。但金韵梅受委任之初，职权并不明确。她获授权"随时监督"北洋女医局事务，但未能真正主管行政，因为当时卫生局已设有女施医处，女医局并不具行政职能。还有些复杂的是，袁世凯两年已委任了两名女医局医官，他们医术粗糙，并不欢迎被海外归来的金韵梅取代。

其中一名医官禀呈长芦盐运使张镇芳，主张"凡留院病人及教授学生一切事务，均归金女医经理；凡每日外来病症，均由文润等医治，遇有疑难大症，亦可会同金女医诊视"。张镇芳于是签批"饬令（金）女医酌划权限，以免推诿"，这即是叫金韵梅酌情给二人分一些管理权。[43]

像这一类人事问题，在任何机构的革新过程中也可能遇上，对金韵梅可能是无足轻重的小难题。

值得留意的是金韵梅对妇女教育的想法如何实践。这些想法在 1904 年她接受《波士顿环球报》（*The Boston Globe*）记者访问中说得颇为完整：

> 中国对女教师有极大的需要。按我们的风俗，妇女只能由妇女来教导，我们的传统妇女教育要靠私人教师在家中

进行。

  我们希望有受过良好教育的美国和英国妇女到中国当教师。英语是现今的伟大的语言。我们意识到它的优势，尽管中国从来都反对西式教育，最终我们的民族是不可避免地要接受它。[44]

  来到天津筹办北洋女医学堂，对金韵梅一定是全新的开始。43 岁时，她终于安定下来实现自己的想法。"金雅妹"改名为"金韵梅"也是从这时开始的。1908 年 8 月，袁世凯赴京任军机大臣，出发前令天津海关拨出 2 万两银，委托盐运使张镇芳（他是袁世凯表弟）督办，正式委派金韵梅创建北洋公立女医院（局）附设北洋（长芦）女医学堂并出任堂长兼总教习。

  学堂由一所弃用失修的育婴堂修葺而成，金韵梅自己绘图擘画，监督土木施工、核算、安排科室设置、设计课程以及订立规章制度。[45]

  金韵梅为女医学堂引进西方当代的护理技术和理念指导教学，提倡妇女解放，参与社会服务。 这些都让我联想起南丁格尔在 St Thomas' Hospital 办第一所非教会的正规护士学校。金韵梅特聘通晓中文的英国女医生卫淑贞为实习教习，聘任第一位护理专业的华人女留学生钟茂芳（又名马凤珍）任看护教习，自己也亲自授课。[46] 女医学堂课程内容包括产科、育婴、妇科学、产科病理学、饮食学及国文等。女医学堂简章规定，每名学生毕业前至少要有 50 次的院内接生及 25 次的院外接生的经验。[47]

为金韵梅主理北洋女医学堂的钟茂芳，1884 年生于南洋群岛一个华侨家庭。1909 年于英国伦敦 Guy's Hospital 护理训练毕业后回中国，在北洋女医学堂任职。袁世凯器重她，资助她将《牛津护理手册》中译出版，这本译著成为当时中国护士学校的专用教材。[48]

"护士"这个中文名词是钟茂芳 1914 年"中国看护组织联合会"在上海举行首届全国代表大会时动议通过的，之前 Nurse 通称为"看护"。她解释理由说，在中文里"护"的意思是照顾、保护，"士"是指知识分子或学者。她认为从事护理事业的人应是有科学知识和有学识的人，应称为士。

1911 之后的金韵梅

当时天津各种新办的女学堂大多只招收仕绅家庭的女孩，金韵梅的北洋女医学堂与它们不同，学生以贫寒人家女孩为主。[49] 金韵梅在 1909 年接待美国在华公使和《芝加哥论坛报》记者参观时说，学生来自中国社会的每个阶层。"我们有一些高级官员及客商的女儿。一个学生曾是奴婢。我们有许多学生是寡妇，我期待医疗工作日后能成为这些女性喜爱的职业。"所有学生规定不缠足，学生对此非常雀跃。[50]

记者的描述还提供一些有意思的细节："在这个古老的中国城市，我们发现学校在一条狭窄的小街，路旁的手推车和人力车把我们挤到墙边。走进学校，那是数幢一层高的中式建筑，看来很古老。询问之下知道是已使用160年的孤儿庇护所。金医生告诉我，孤儿庇护所仍然有180名女孩，每年大约新接收100个孤儿。孤儿庇护所现已迁移到河对岸的建筑物，从现在起这处地方就供学校专用。"

在记者笔下，金韵梅缕述异常清晰的教育愿景：

女医生在中国有极大的需要。在我们的风俗习惯，请男性来照顾妇女于礼不合，然而在我们的城市中，大多数没有女医生也没有受过训练的女护士。寥寥可数的几个接受了国外医学教育的中国女性，工作多得做不完。那些在传教学校训练出来的人员大多受雇于传教医院，我们机构几乎不可能从中聘请到中国女教师。目前，我们并不自称这是一所大学学院。我们其实是一间医疗学堂，如同在英国和美国培训社区护士（district nurse）的教育。[51]

记者的理解是，北洋女医学堂是为培养妇女担当日后其他医学堂的教师和适合当新医院的护士长，以及为整个国家新的卫生事业出力。这与南丁格尔在 St Thomas' Hospital 办学校的愿景亦如出一辙。

女医学堂和女医局设有讲堂、手术房和产房。在 1911 年的前 10 个月中，门诊病人 1.6 万余名，病院住院病人有 180 余名。[52]

1911 年 1 月，金韵梅又返美国，作为期一年多的巡回演讲，主题是"中国的新女性"。《国家地理》(*National Geographic*) 和《泰晤士报》(*The Times*) 都在 1912 年访问她。此行她也到美国东岸的医院访问，考察当代先进的设施和仪器。随同的还有北洋女医学堂一个毕业生，安排了来美国读英文先修班，准备入读 Johns Hopkins Medical College。[53]

这想必是充满理想的时候。她对加拿大记者说，中国的婴儿死亡率高达 50%，未来中国要靠社区护士改进挤逼家居环境的卫生。[54]《美国政府教育局的通报》(*United States Bureau of Education Bulletin*) 报道金韵梅的工作，提到她的愿望是把北洋女医学堂进一步发展，为中国培训女医生。[55]

她也访问英国，向 Warwickshire 的听众说："我是一个先锋 (I am a pioneer)，深知先锋要面对的困难。"[56] 她说这些话是在 1911 年 3 月至 8 月间。然后，到 10 月，辛亥革命推翻了清朝。[57]

在本书开头，我提到，1911 年辛亥革命改变了何启的事业轨迹。在金韵梅更是如此。1916 年，袁世凯试图复辟帝制不成，不久后去世。多年来负责向北洋女医学堂发经费的天津海关停止拨款。学校由公办转为官商合办，改名天津女医局，附设护士助产学校。金韵梅辞去院长、校长职务，移居北平。在北平，她积极参与慈善活动，为孤儿院募集善款。善款的来源包括燕京大学办的一所纺织厂，金韵梅兼任工厂的管理工作。

或者她依然关心中国的医疗，但她贡献医疗事业的时代已成过去。她仍有穿梭中美发表演讲，除了谈中国的变化、日本对中国的威胁等题目，有一个全新的焦点：致力向美国社会推介中国大豆食品的营养和文化价值。美国农业部特别委托她在中国就大豆食物进行深入的调查，并与农业部的化学科进行研究，向政府提交结果。[58]

金韵梅的儿子于 1918 年第一次世界大战战死后，她返回美国，1920 年与养母 Joanne McCartee 在纽约居住。Joanne McCartee 在这年底逝世。[59]

晚年金韵梅在北平生活，她身边没有亲人但有朋友。一个捷克汉学家朋友忆记，"她喜欢在身边集集一些青年人，而且我可以邀请（任何）我想邀请的人来品尝她那久负盛名的晚餐，尤其是她的菊花汤。这种汤她是当着客人的面，用小木炭炉子煮的"。金韵梅从各处乡村搜集美丽的剪纸，偶尔用她曾操持显微镜摄影人体组织的手，拿起绣花针，对照剪纸做一些精致的绣品。[60]

1934 年，金韵梅患肺炎，3 月 4 日在北平协和医院逝世。

1915，两点附记

现今北京协和医学院（1917 年创立）和协和医院（1921 年创立）的创建宏图，最初是由美国洛克菲勒基金（Rockefeller Foundation，1913 年成立）带到中国的，愿景是在中国建设约翰·霍普金斯的成功教研模式。

基金于 1915 年在北平收购了英国伦敦会（伦敦传道会）与其他教会兴办的"协和医学堂"，派专人来华建造校园和医院建筑群，设有完备的实验室和崭新的 X 光透视设施，和最好的手术设施。日后美国芝加哥大学兴建医学院时，亦向协和借镜，可见当日协和是如何的先进。[61]

在民国成立初期，像洛克菲勒基金这样的外国民间机构能在民国成立之初就得中国政府信任，兴办美式的世俗化医学院和西医医院，属例外中的例外。从 19 世纪中叶至 20 世纪初，在中国建立西医院的主要力量，是传教士特别是医生传教士。

据 1915 年基督教会报告，中国当年有 23 所医学教会学校，在校学生男 238 名，女 57 名。护士学校 36 所，学生 272 名。当时统计中国共有 383 名外国医生，119 名中国医生，509 名中国医生助手，112 名外国护士和 734 名中国护士；有 330 所医院共 13,455 张床位，223 所诊所，每年治疗病人约 150 万次。[62]

注

1. 梁其姿，《面对疾病——传统中国社会的医疗观念与组织》，中国人民大学出版社，2012 年，页 109–110。

2. 同上。

3. Chan, C.C., Liu, Melissa M. & Tsai, James C. The First Western-Style Hospital in China. *Arch Ophthalmol*, 2011 June: 129(6), 791–797: http://www.ncbi.nlm.nih.gov/pubmed/21670348.

4. 李经纬，《中外医学交流史》，湖南大学出版社，1999 年，页 269。

5. Balme, Harold. *China and Modern Medicine: A Study in Medical Missionary Development*. United Council for Missionary Education, 1921, 44.

6. 《广州十三行商与广州城市文化（二）》，中国学术评论出版社：http://hk.crntt.com/crn-webapp/cbspub/secDetail.jsp?bookid=48613&secid=48757

7. 谭树林著，《美国传教士伯驾在华活动研究（1834—1857）》，群言出版社，2010 年，页 129。

8. 同上，页 60。

9. Gulick, Edward V.（董少新译），《伯驾与中国的开放》，广西师范大学，2008 年，页 6。

10. 同上，页 19、25。

11. 同上，页 33–36。

12. 同上，页 53。

13. 谭树林，页 219–220。

14. 同上。

15. "嘉约翰（Jia Yuehan, John Glasgow Kerr）"，《华人基督教史人物辞典》：http://www.bdcconline.net/zh-hant/stories/by-person/j/jia-yuehan.php

16. 同上。

17. 同上。

18. 可参考：http://commons.ln.edu.hk/sysu_exhibition_master/47/

19. 嘉惠霖 1935 年在《博济医院百年史》的统计，见《华人基督教史人物辞典》。

20. 谭树林，页 159。

21. 《关韬——中国第一位西医医生》，《中国医学家》：http://www.

yixuejia.com.cn/history/people/1906.html

22. 可参考：http://baike.baidu.com/subview/145198/15411720.htm

23. 同上。

24. 同注 15。

25. 同上。

26. 可参考：http://www.yixuejia.com.cn/history/people/1906.html

27. 陈天权，《西式教育和医疗（真光中学校祖那夏理）》：http://heritagelover.mysinablog.com/index.php?op=ViewArticle&articleId=5277327

28. 可参考：http://baike.baidu.com/subview/290640/11117228.htm 及 http://www.ln.edu.hk/chs/info-about/history

29. 中山大学孙逸仙纪念医院，《广州基督教会为传教士医生嘉约翰及其家人举行遗骸落土礼》：http://www.syshospital.com/Item/318304.aspx

30. 同上。

31. 可参考：http://epaper.xkb.com.cn/view/968561

32. 《政协委员联名提案让嘉约翰魂归嘉园》，《广州日报》，2015 年 4 月 3 日：http://ft.gzzx.gov.cn:88/gate/big5/www.gzzx.gov.cn/bkcz/201504/71107.html

33. Shurtleff, William & Aoyagi, Akiko. *Biography of Yamei Kin M.D.(1864–1934), the First Chinese Woman to Take a Medical Degree in the United States (1864–2014).* Soyinfo Center, Lafaette: http://www.soyinfocenter.com/books/175

34. 同上，页 5。

35. 同上，页 9–11。

36. 同上，页 28–29。

37. 同上，页 41–42。

38. 《中国第一个女留学生金韵梅》，《徐州师范大学学报：哲学社会科学版》，2011 年 2 期：http://blog.sina.com.cn/s/blog_64a8d9680102dx9u.html

39. 同上，页 29。

40. Shurtleff, William & Aoyagi, Akiko，页 12。

41. 同上。

42. 可参考：https://zh.wikipedia.org/zh-hk/ 袁世凯

43. 罗澍伟，《金韵梅主持女医局和女医学堂二三事》：http://cathay. ce.cn/history/200911/24/t20091124_20490797.shtml

44. Shurtleff, William & Aoyagi, Akiko，页 33。

45. 同注 43。

46. 《金韵梅：乱世中的忧伤与优雅》，http://www.bjweekly.com/archives/ 1895476.html

47. 同注 43。

48. 《"护士"：钟茂芳为一个职业取名》：http://www.wtoutiao.com/p/ j29yYd.html

49. 同上。

50. Shurtleff, William & Aoyagi, Akiko，页 43。

51. 同注 43。

52. 同注 43。

53. Shurtleff, William & Aoyagi, Akiko，页 13。

54. Shurtleff, William & Aoyagi, Akiko，页 46。

55. Shurtleff, William & Aoyagi, Akiko，页 48。

56. Shurtleff, William & Aoyagi, Akiko，页 46。

57. 《金韵梅：乱世中的忧伤与优雅》，同上。

58. Shurtleff, William & Aoyagi, Akiko，页 57、63。

59. Shurtleff, William & Aoyagi, Akiko，页 17。

60. 《金韵梅：乱世中的忧伤与优雅》，同上。

61. 《温故知源——了解协和的诞生》：http://www.edubridge.com/ erxiantang/l2/xiehe.htm; The University of Chicago Faculty Centennial View, The University of Chicago Centennial Catalogues, *Franklin C. McLean-Medicine*: https://www.lib.uchicago.edu/e/spcl/centcat/fac/ facch22_01.html

62. 《西医传教士的双重角色在中国本土的结构性紧张（下）》：http:// tc.wangchao.net.cn/junshi/detail_134297.html

后记

2016 元旦日中午，初稿完成。

2016 在我是特别的一年，到年底，就是时候从医管局工作岗位退下来。我未着意规划下一个人生阶段，这本书原本是一个退休后的写作计划，提早写完了，像是给自己的退休礼物。

书其实应该是献给父亲的。医院的故事以他出生的 1911 年开始写，也以 1911 年前后的故事收笔。正如开首提到，我出生的广华医院也在 1911 年启用。书中有几个人物主角也与那个年代紧扣。

在书开首我说，本书不是根据一个"中心思想"以严谨结构写成的。当初模糊的概念是：无论如何，将来医院的面貌变化是由科技新知主导。有科技新知才有所进步。先进的诊治的手段愈层出不穷时，医院可能变成病者可怕的经历和负担。几百年间不同时空的医院故事提醒我们，医院要设法保存医护照顾的初衷。

在书写当中，我意识到，想说的其实是医院走进现代的经历，那些可记的时代和一些可感的人物。我未曾完整交代自己对医院应如何善用科技的想法。医院在近现代形成时，尚未被科技主导。

医院世俗化之后，中世纪照顾贫病者的宗教精神给拨到边缘位置了，未来的医院会一面倒地崇拜和追逐科技吗？世俗化的终极意义，是否等同于在医护照顾上，一切都以满足病者个人的权利为中心？也许这要留待另一个写作计划。

感谢梁智仁教授、周肇平教授、詹德隆兄费神为书写序。一本书可以从多角度阅读，三位我尊重的读者在序言中真的展现了三种阅读角度，这让我特别感到高兴。

近现代的医院的确是在进步的，很多时由科学与技术的新发展带动，有时是缘于新观念，有时靠先锋人物，还有制度革新。一些大时代让人兴致勃勃，多数的时代却是颠三倒四。不失初衷的人在测不准的时代变化中，做一些信守或是开拓的事。

图书在版编目(CIP)数据

医院的故事/区结成著. —北京:商务印书馆,2021
ISBN 978 - 7 - 100 - 18748 - 0

Ⅰ.①医… Ⅱ.①区… Ⅲ.①医院—历史—世界
Ⅳ.①R199.1

中国版本图书馆 CIP 数据核字(2020)第 122560 号

医院的故事

区结成 著

商 务 印 书 馆 出 版
(北京王府井大街 36 号 邮政编码 100710)
商 务 印 书 馆 发 行
北 京 通 州 皇 家 印 刷 厂 印 刷
ISBN 978 - 7 - 100 - 18748 - 0

2021 年 1 月第 1 版 开本 880×1230 1/32
2021 年 1 月北京第 1 次印刷 印张 9¼

定价:56.00 元